AF591974

SANATORIUM D'AUBRAC
(AVEYRON)

ASEPSIE PULMONAIRE

ET

AÉROTHÉRAPIE
DE LA CURE D'AIR ENVISAGÉE

AU POINT DE VUE DES

DOCTRINES PASTORIENNES

Par le Docteur SAUNAL

ANCIEN INTERNE DE L'HOPITAL SAINT-JOSEPH
MÉDECIN EN CHEF DE LA CLINIQUE DES TUBERCULEUX
DU VIIIe ARRONDISSEMENT

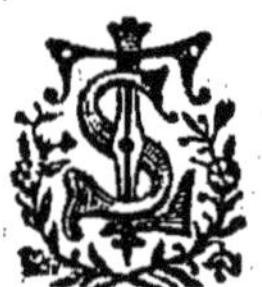

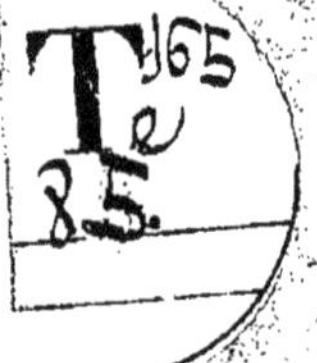

PARIS
J. DURET ÉDITEUR
34, Rue Bonaparte, 34

1896

SANATORIUM D'AUBRAC

(AVEYRON)

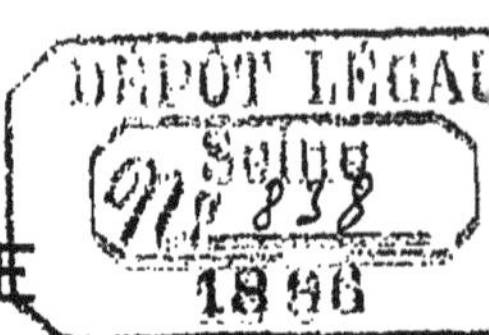

ASEPSIE PULMONAIRE

ET

AÉROTHÉRAPIE

DE LA CURE D'AIR ENVISAGÉE

AU POINT DE VUE DES

DOCTRINES PASTORIENNES

Par le Docteur SAUNAL

ANCIEN INTERNE DE L'HOPITAL SAINT-JOSEPH
MÉDECIN EN CHEF DE LA CLINIQUE DES TUBERCULEUX
DU VIIIe ARRONDISSEMENT

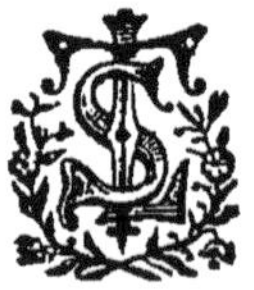

PARIS
IMPRIMERIE SALÉSIENNE (Œuvres de Don Bosco)
29, Rue du Retrait, 29

1896

INTRODUCTION

Appelé à donner des soins quotidiens aux tuberculeux pauvres, dans une clinique privée du VIIIe arrondissement, j'ai eu recours aux principales méthodes de traitement qui ont été préconisées contre la phtisie. Je puis dire, après une expérience de trois années, que la créosote et son dérivé le gaïacol ont à leur actif la plus grande somme d'améliorations et de guérisons relatives. Par conséquent, dans la série bien longue des antiseptiques médicamenteux appropriés au pansement des plaies pulmonaires, c'est encore la créosote qui, à mon humble avis, tient le premier rang et il me paraît difficile de découvrir un antiseptique nouveau capable de détrôner l'ancien, mis à l'épreuve depuis si longtemps.

J'ai vu parfois le liquide organique de Brown-Sequard donner des résultats surprenants que l'on pourrait appeler merveilleux, s'ils n'étaient pas temporaires. Certains malades ont été véritablement galvanisés par cette liqueur qui leur a rendu très vite les forces et l'appétit et presque aboli les signes fontionnels les plus pénibles, toux, dypsnée, palpitations, sueurs nocturnes.

Mais, au cours des entretiens fréquents et répétés que j'ai eus avec mes malades, des visites que j'ai été appelé à faire dans leur domicile, j'ai pu reconnaître que les conditions hygiéniques dans lesquelles ils vivaient, donnaient souvent la mesure des améliorations ou des insuccès constatés à la clinique. Tel ouvrier habitant avec une nombreuse famille une chambre unique, malpropre, étroite et mal aérée, ne retirait qu'un bénéfice très aléatoire du traitement. Tel employé de bureau présentant le même cas clinique, mais célibataire rangé, assez bien salarié, logé dans un appartement convenable quoique modeste et pouvant passer tous les dimanches et un mois à la campagne, s'améliorait sensiblement tous les jours et se rapprochait aisément de la guérison relative, le summum thérapeutique que l'on puisse obtenir sur les tuberculeux placés dans le milieu délétère des grandes agglomérations humaines.

Quant à la guérison complète et authentique d'un phtisique curable, à quelque degré de la maladie qu'il appartienne, je ne l'ai relevée qu'après un retour au pays natal, retour faisant suite au traitement de la clinique.

Certes, ce traitement quotidien, intensif et prolongé que permet la voie hypodermique, comme mode d'administration de la créosote ou du gaïacol, est arrivé, dans bien des cas, en particulier dans les formes lentes et apyrétiques de la tuberculose pulmonaire, à modifier d'une manière très appréciable les lésions anatomo-pathologiques, à dessécher les cavernes, à faire disparaître les gargouillements et les râles humides, à rendre nulles ou insignifiantes la toux et l'expectoration. Mais, ce qui n'a jamais disparu, c'est l'anémie, c'est la débilité constitutionnelle, c'est l'empreinte caractéristique dont la phtisie marque ses victimes.

Combien de fois n'ai-je pas regretté d'être dans l'impuissance d'offrir à tel malade guéri en apparence, le concours indispensable de la cure d'air, d'achever et de finir l'œuvre si patiemment poursuivie dans le dispensaire ! Un peu d'air pur donné à ce malade aurait été la goutte d'eau nécessaire pour ranimer et faire revivre la plante cultivée avec tant de soins et avide de rosée céleste.

Une rechute, après une suspension de traitement de quelques mois, a été la récompense la plus habituelle de tous les efforts dépensés auparavant et sans regrets.

Un peu déçu, quoique nullement étonné de l'infidélité des remèdes pharmaceutiques, décidé quand même à combattre la phtisie par tous les moyens connus, j'ai cherché des armes nouvelles et plus sûres dans l'aérothérapie, science neuve, toute faite, à laquelle je me suis conformé, autant qu'il a été en mon pouvoir.

Fils du Rouergue et de l'Auvergne aussi, je me suis rappelé les monts d'Aubrac où l'air est d'une pureté extraordinaire, où le climat est splendide pendant l'été.

J'ai proposé à quelques-uns de mes malades de me suivre jusque dans ces régions beaucoup trop délaissées où je venais d'installer un local aussi digne que possible du nom de *Sanatorium*.

Faut-il le dire, j'ai rencontré des résistances opiniâtres chez ceux qui étaient précisément le plus susceptibles d'une guérison par la cure d'air, comme si l'inconnu les avait épouvantés et aussitôt éveillé leur défiance.

Ceux qui ont répondu à mon appel sont les désespérés, les tuberculeux du troisième degré, les désabusés, si l'on peut s'exprimer ainsi, qui espèrent contre toute espérance, qui, jusqu'au dernier moment, cherchent une planche de salut, et ne reculent devant aucune tentative nouvelle, aucune panacée fameuse, tant est grande l'illusion du phtisique et tenace, son attachement à la vie.

Sur dix malades que j'ai conduits à Aubrac, sept étaient à la période de ramollissement pulmonaire, c'est-à-dire à la troisième période de la phtisie.

Pour un début, ce n'était pas brillant et très encourageant. Mais à l'impossible nul n'est tenu et il a bien fallu se résigner à tenter l'expérience sur ceux qui voulaient de bonne grâce s'y prêter.

L'essai a été heureux et je ne puis le passer sous silence. Il mérite d'autant plus d'être signalé à l'attention du monde médical qu'il est le premier réalisé en Auvergne. C'est à Aubrac qu'a été inauguré le premier établissement fermé où les phtisiques ont été traités d'après la méthode et la règle des sanatoria de Suisse et d'Allemagne.

Ce sont les résultats obtenus dans la première station climatérique du plateau central que je me suis proposé de faire connaître aujourd'hui. Apporter un fait est le but principal de cette publication et aussi son excuse, car il est bien téméraire d'écrire et d'émettre des idées sur l'aérothérapie après les maîtres illustres et les médecins éminents qui ont traité à fond ce sujet.

Peut-être le zèle trop ardent d'un néophyte, converti brusquement à la religion nouvelle des phtisiothérapeutes, m'aura entraîné bien loin dans l'explication physiologique des effets curateurs que j'ai vu s'accomplir sous mes yeux. Ces effets ont été si surprenants pour moi et ont si vivement frappé plusieurs de mes confrères que je n'ai pu me défendre d'un certain enthousiasme pour la cure d'altitude.

Partisan je suis des hautes altitudes pour l'Auvergne, du moins pendant la saison d'été. Cette préférence est motivée d'abord par les bons résultats que j'ai obtenus sur des phtisiques très avancés et placés à 1400 mètres d'élévation, ensuite par une connaissance particulière que j'ai acquise du plateau central, mon pays natal et objet de mes excursions depuis plusieurs années.

Sur les hauts plateaux seulement, on

trouve, pendant l'été, dans le centre montagneux de la France, l'uniformité de la température, la tiédeur et la splendeur de l'atmosphère, la pureté remarquable de l'air, l'absence de rosée et d'humidité, la richesse et la beauté incomparable de la végétation. A ces qualités s'ajoute la raréfaction du milieu, un facteur important qui n'est pas à dédaigner dans le traitement de la phtisie.

Dans les altitudes moyennes, c'est-à-dire dans les vallées et même jusqu'à l'altitude de mille mètres, j'ai constaté, au soleil couchant, un abaissement considérable de la température et l'apparition de l'humidité et de la rosée. A des journées très chaudes et lourdes parfois, succèdent des soirées très fraîches et humides, des nuits pareilles et souvent les matinées sont brumeuses. Plusieurs de mes malades qui ont fait, en juillet et en août, un séjour au Mont-Dore situé à 1050 mètres d'altitude, m'ont exprimé la même remarque et ont dû se revêtir de leurs habits d'hiver, matin et soir.

Ces inconvénients n'existent pas sur les hauts plateaux. Si la température diurne n'y atteint pas un degré élevé et ne dépasse pas, à l'ombre, 18° centigrades, en revanche, la température nocturne descend rarement au-dessous de 10°. Cette régularité thermique facilite singulièrement le procédé classique de la fenêtre ouverte. Ce qui m'a le plus enchanté dans les régions très élevées de l'Auvergne, c'est la tiédeur, c'est la sécheresse, c'est l'éclat des nuits d'été.

Comment pourrait-il en être autrement, puisque les lois de la physique sont là pour appuyer un fait d'observation vulgaire ?

Je comprends que l'on soit effrayé par les climats d'altitude considérés comme stations d'hiver. L'intensité du froid, la vivacité de l'air ne sont pas du goût de tout le monde, aussi bien des malades que des médecins.

Mais, en été, lorsqu'ils présentent les qualités que j'ai énumérées plus haut, il n'y a pas d'hésitation possible et leur choix s'impose.

Je déclare donc qu'en Auvergne et sur toute l'étendue du plateau central, il faut rechercher les hautes altitudes comme emplacement de sanatoria d'été pour les phtisiques.

Paris le 30 Janvier 1896.

Le Dr SAUNAL
Rue de Surène 15.

N. B. — Voir, à la fin de l'ouvrage, la description d'Aubrac par Mr. l'abbé DELTOUR, auteur d'un livre remarquable : *Aubrac, sa flore, ses montagnes, son ancien hôpital.* — Rodez, Imprimerie-lithographie, Colomb.

ASEPSIE PULMONAIRE

ET

AÉROTHÉRAPIE

De la cure d'air envisagée au point de vue des doctrines pastoriennes

Le traitement de la phtisie pulmonaire, tel qu'il est actuellement institué et mis en vigueur, repose sur les doctrines pastoriennes.

Il a pour but de détruire directement le bacille pathogène ou de le combattre par une thérapeutique lente mais rationnelle qui atténue sa virulence, mette un obstacle à ses progrès et surtout lui oppose un milieu réfractaire dans lequel il ne puisse trouver les éléments de son existence et conséquemment vivre et proliférer.

En d'autres termes, la tactique adoptée contre la tuberculose comporte deux systèmes différents: livrer assaut à l'ennemi et le déloger promptement des positions qu'il occupe ou bien organiser autour de lui un siège en règle et le forcer à se rendre par la famine.

Tuer d'emblée le bacille serait l'idéal de la phtisiothérapie, l'œuvre d'un vaccin spécifique, d'un sérum incomparable, d'une antitoxine souveraine et radicale qui reste encore à trouver.

Et cependant ce spécifique serait nécessaire, indispensable contre les formes rapides, galopantes de la phtisie pulmonaire.

Les moyens thérapeutiques connus à notre époque, moyens dont nous parlerons plus loin, sont entièrement impuissants contre la phtisie aigüe dont l'évolution peut s'accomplir en un espace de temps très court qui parfois n'a pas atteint la durée d'un mois. Tous ont une action trop lente, quelques-uns même, la créosote et ses dérivés par exemple, peuvent être nuisibles et précipiter la marche de la maladie.

Il est évident que le spécifique rendrait les mêmes services dans les formes ordinaires, classiques de la tuberculose.

Mais contre ces formes-là nous sommes armés et assez puissamment armés et c'est aux doctrines pastoriennes que se rattachent l'origine et surtout la physiologie des agents thérapeutiques connus et mis en œuvre en l'état actuel des sciences médicales.

Toute la thérapeutique pulmonaire se résume en deux mots, asepsie et antisepsie.

La lésion tuberculeuse a été comparée avec juste raison à une plaie qu'il faut panser directement. « La phtisie est une plaie que l'on guérit, mais il faut la panser directement » a écrit le Docteur de la Jarrige, auteur d'une méthode nouvelle de traitement, les injections massives intra-pulmonaires, méthode qui représente un progrès sérieux sur les autres moyens employés, *le contact direct* de l'agent médical avec les parties malades.

La plaie pulmonaire est une plaie intérieure qui exige les mêmes soins qu'une plaie extérieure ou chirurgicale.

Le pansement doit être antiseptique mais surtout aseptique.

L'asepsie n'est-elle pas l'idéal, le but suprême de la chirurgie contemporaine et n'est-ce pas l'école pastorienne qui a mis les chirurgiens sur la voie de ces deux grandes découvertes, l'asepsie et l'antisepsie qui permettent et rendent faciles des opérations réputées autrefois criminelles !

Qu'entendons-nous par asepsie et par antisepsie pulmonaires ?

Dans l'espèce ces deux moyens thérapeutiques si puissants peuvent-ils avoir le même mode d'application qu'en chirurgie ? Sont-ils pratiquement possibles ?

Oui, ils peuvent être réalisés mais leur application doit forcément être différente de celle que la chirurgie met en œuvre tous les jours.

La première condition d'une plaie pour guérir est l'isolement complet du milieu ambiant porteur de germes pathogènes, par conséquent son occlusion parfaite au moyen d'un pansement antiseptique dont le type est le pansement de Lister.

Cette condition est-elle possible pour la lésion tuberculeuse ? Évidemment non.

La plaie pulmonaire est une plaie à découvert, qui doit rester forcément à découvert et en contact permanent avec le corps gazeux qui l'environne et la pénètre, l'atmosphère.

Faut-il renoncer néanmoins à la rendre antiseptique encore mieux aseptique ? Nous ne le jugeons pas ainsi et nous déclarons qu'il existe un agent capable de réaliser ces deux états curateurs, l'asepsie et l'antisepsie des voies respiratoires.

Cet agent c'est l'air pur; il est unique et prépondérant, a conquis à juste titre la première place dans la thérapeutique pulmonaire.

Qu'est-ce qu'un air pur ? C'est l'air renfermant les proportions normales d'oxygène, d'azote, d'acide carbonique et de vapeur d'eau, exempt de tout élément délétère, impropre à l'organisme humain, poussières, micro-organismes de toutes sortes, miasmes morbides.

La première qualité de l'air, celle qu'il faut rechercher en premier lieu en aérotherapie c'est sa pureté chimique. Cette règle a force de loi et prime toutes les autres considérations dans l'étude d'un climat approprié au traitement des tuberculeux.

La phtisiothérapie se confond avec l'aérothérapie.

L'air chimiquement pur est un parfait aseptique pour le pansement et la cicatrisation de la plaie pulmonaire. Il peut être quelque chose de plus, c'est-à-dire un antiseptique très précieux, s'il renferme des éléments dont le pouvoir oxydant et microbicide est aujourd'hui démontré, nous voulons parler de l'ozone, état allotropique de l'oxygène et des essences résineuses, balsamiques et aromatiques que la flore de certains pays répand dans l'atmosphère.

L'air chimiquement pur et ozonisé est le meilleur aseptique et le meilleur antiseptique qui soit à notre disposition pour le traitement de la phtisie.

Pour appuyer cette assertion nous rappellerons l'action physiologique des médicaments antiseptiques sur les voies respiratoires, telle qu'elle a été établie par les maîtres éminents qui ont étudié ces questions de thérapeutique médicale, nous envisagerons les effets produits par les antiseptiques pulmonaires et nous établirons ensuite une comparaison avec l'action physiologique et l'effet curateur de cet agent qui a pris tant d'importance aujourd'hui, l'air pur.

Au premier rang des agents médicamenteux nous placerons la créosote et ses derivés, gaïacol, créosol.

La créosote est le type des médicaments antiseptiques, celui dont l'usage est le plus fréquent dans le traitement de la tuberculose pulmonaire.

Découverte en 1832 par Reichénbach, elle n'est bien connue que depuis l'année 1877, époque à laquelle Bouchard et Gimbert l'ont tirée de l'oubli dans lequel elle était tombée et ont démontré par une application méthodique et prolongée, les services qu'elle pouvait rendre dans le traitement de la phtisie. Leur méthode est appliquée par le plus grand nombre des praticiens.

Bouchard a établi la puissance antiseptique de la créosote qui est égale ou supérieure à celle de l'acide phénique. 80 centigrammes de créosote dans 1,000 grammes de bouillon peptonisé et glycériné arrêtent le développement du bacille de Koch. Il a donné une preuve de l'action qu'exerce ce médicament contre le bacille de Koch par l'expérience suivante : deux lapins, de même âge et de même poids. sont inoculés en même temps avec une même quantité de matière tuberculeuse ; puis tous deux sont conservés dans la même cage, mais l'un d'eux reçoit tous les jours 25 centigrammes de créosote par kilogramme. Celui qui est laissé sans traitement va en dépérissant et meurt trois mois après l'inoculation ; on trouve tous ses organes farcis de tubercules, tandis que l'autre, sacrifié le même jour, ne présente aucune trace de tuberculose.

Les résultats obtenus avec la créosote par Bouchard et Gimbert, ceux obtenus par les médecins qui les ont imités sont très encourageants et démontrent l'action puissante de cet antiseptique contre certaines formes de la tuberculose pulmonaire.

La créosote s'élimine par les voies respiratoires

et les voies rénales. Le premier mode d'élimination nous donne l'explication de ses effets sur la lésion tuberculeuse. La substance médicamenteuse se volatilise dans le sang, se met en contact direct avec la surface pulmonaire et exerce son pouvoir antiseptique sur les lésions qu'elle rencontre.

C'est là un pansement intermittent dont la durée ne dépasse pas la durée de l'élimination. Ce n'est pas l'idéal du pansement chirurgical dont l'action sur les plaies doit être permanente pour être réellement efficace et définitive.

Après le passage de la créosote, la plaie pulmonaire reste à découvert et se trouve de nouveau infectée par le milieu ambiant.

Il faudrait que la créosote fût un véritable spécifique contre le bacille de Koch et les expériences de Hippolyte Martin ont démontré qu'elle était impuissante à détruire le tubercule, lorsqu'elle était injectée dans le péritoine à la dose de 1 pour 1,000 d'un liquide amiotique frais de brebis renfermant le suc de portions de viscères tuberculeux écrasés et exprimés. Des expériences d'Hypolyte Martin il résulte que la créosote à dose médicamenteuse susceptible d'être tolérée par l'organisme ne peut tuer directement le bacille pathogénique et ne peut être qu'un antiseptique doué de propriétés puissantes contre le développement de ce bacille.

La même critique s'adresse à tous les autres antiseptiques qui ont été essayés contre la phtisie pulmonaire, gaïacol, créosol, acide sulfhydrique, acide fluorhydrique, acide phénique, sublimé, benzoate de soude etc....

Quel que soit le mode d'administration de ces médicaments, qu'ils pénètrent par les voies digestives, par la voie hypodermique, qu'ils soient portés directement sur la plaie pulmonaire par inhalations dans des atmosphères médicamenteuses, par injections intra-parenchymateuses ou intra-trachéales, leur action est forcément intermittente et incomplète.

La chirurgie contemporaine a tenté de réaliser ce pansement antiseptique permanent dont nous proclamons la nécessité pour la guérison des plaies pulmonaires, ses efforts ne peuvent porter et n'ont porté que sur les cavernes.« En 1873 Fr. Mosler (de Greifswald) proposa la pneumotomie. A l'aide d'une ponction ou d'une incision de la paroi costale, on introduit dans la caverne une canule par laquelle on pratique soit des injections, soit des pulvérisations. La canule reste à demeure et remplit deux buts : elle assure l'écoulement au dehors des produits secrétés et permet l'introduction de désinfectants dans le foyer morbide. Les agents dont on se sert sont le permanganate de potasse, l'acide phénique, la teinture d'iode. » Hayem.

Après Mossler, Pepper de Philadelphie, Powel, Lyell etc... ont renouvelé des tentatives du même genre et ont déclaré les résultats satisfaisants.

La pneumotomie peut amener à priori la guérison et la cicatrisation des cavernes mais elle ne peut atteindre les autres modes du processus tuberculeux.

Pour combler cette lacune, la chirurgie a eu toutes les audaces et n'a pas reculé devant le périlleux essai d'enlever le corps même du délit c'est-à-dire des portions de poumons tuberculeux. Les premiers chirurgiens qui ont pratiqué l'opération de la pneumectomie n'ont pas été heureux et l'un d'eux, après la mort immédiate de son malade, s'est suicidé pour échapper à des poursuites judiciaires.

Cependant Tuffier a fait le premier avec succès, le 5 mai 1891, à l'hôpital Baujon, la résection du sommet du poumon droit chez un malade dont la tuberculose débutante était localisée à ce niveau.

L'opération de la pneumectomie n'est pas applicable, tant s'en faut, à tous les cas de tuberculose pulmonaire. Elle n'est possible à la rigueur que pour les lésions bien limitées, bien circonscrites des sommets principalement. Elle risque fort d'être incomplète et de laisser dans le parenchyme quelque granulation ou tubercule qui échappe à la main et à l'instrument de l'opérateur et qui reste comme la semence d'où peut sortir une nouvelle germination bacillaire. Elle est toujours grave et met en jeu la vie même du patient. Enfin elle est rarement indiquée et urgente car les moyens médicaux suffisent pour amener la cicatrisation des lésions qu'elle peut viser.

Toute intervention chirurgicale n'est légitime qu'autant qu'elle est motivée par l'impuissance de la thérapeutique médicale.

Par conséquent l'opération de la pneumectomie nous apparaît surtout comme un brillant exercice de médecine opératoire qui fait le plus grand honneur au talent de celui qui la tente et donne la mesure des merveilleux progrès de la chirurgie contemporaine, mais qui n'apporte aux phtisiques qu'un médiocre appoint pour leur guérison et beaucoup de dangers.

Puisque la chirurgie fait irruption de tous côtés dans le champ de la médecine et lui dispute le terrain sur bien des points, nous lui faisons une large part en phtisiothérapie en lui empruntant ce qu'elle a de moins cruel et de moins périlleux, l'idée du pansement aseptique et permanent des plaies pulmonaires.

Ce pansement ne peut être réalisé que par l'air pur tel qu'il a été défini plus haut. Le terme de pansement appliqué aux lésions tuberculeuses du poumon peut paraître impropre ou du moins porter trop loin l'idée de généralisation mais le principe est le même, le résultat est le même et il n'y a que le mode d'application qui diffère.

Si pour le traitement des plaies pulmonaires nous ne pouvons recourir au pansement classique de Lister, nous avons dans l'air pur un *spray* idéal qui protège ces plaies à l'état permanent et permet leur cicatrisation et leur guérison à l'abri de tout contact nocif. Ce *spray* naturel, physiologique est supérieur à tout autre atmosphère médicamenteuse parce que son action est continue, inoffensive, et suffisante. Les vapeurs artificielles, quel que soit leur pouvoir antiseptique, ne peuvent servir qu'à renforcer par moments la puissance de l'air aseptique.

Cet air n'a pas la propriété de détruire le bacille tuberculeux mais il crée un milieu défavorable dans lequel ce bacille ne puisse cultiver, multiplier ses ravages et s'associer à d'autres microbes et germes nuisibles pour aggraver l'intoxication de l'organisme et produire ces états infectieux redoutables qui résistent à toutes les médications. Il joue ainsi le rôle d'un véritable aseptique et le mot d'asepsie pulmonaire mis en avant pour expliquer l'action physiologique de l'air pur considéré comme agent anti-bacillaire et la différencier de l'action physiologique des antiseptiques pharmaceutiques employés contre la tuberculose, nous paraît justifié.

Traiter une plaie en écartant tout germe morbide qui peut lui être apporté par les objets de pansement, les instruments et le milieu ambiant, les doigts de l'opérateur, c'est faire de l'asepsie ; la traiter en mettant en contact avec elle des corps capables de neutraliser l'influence délétère des micro-organismes qui peuvent la souiller, malgré toutes les précautions prises, c'est faire de l'antisepsie. Le plus souvent on fait l'une et l'autre, mais l'asepsie seule suffit et lorsqu'on est sûr d'elle, on peut se dispenser de l'antisepsie.

En soumettant les phtisiques à la cure d'air on ne fait pas autre chose que de l'asepsie.

On met leurs plaies pulmonaires à l'abri des poisons qui pullulent dans l'air confiné des appartements et l'atmosphère empestée des villes. L'asepsie est d'autant plus parfaite que l'air est plus pur.

Il est bien entendu que nous n'avons en vue dans ce préambule que le traitement local de la phtisie c'est-à-dire le mode d'action spéciale de l'air pur sur la lésion anatomo-pathologique comparativement avec celui des médicaments proprement dits et c'est pour établir la supériorité de l'un sur les autres que nous avons pris point d'appui sur les doctrines pastoriennes.

Lorsqu'il sera question plus loin du traitement général de la phtisie, nous aurons l'occasion de parler des autres propriétés de l'air envisagé comme aliment, comme reconstituant et comme tonique et de démontrer encore sa suprématie sur les autres moyens thérapeutiques. Nous verrons que l'air pur est un médicament complet et répond à toutes les indications de la phtisiothérapie.

Ce médicament si précieux à la portée de tout le monde et d'un emploi si facile a été non seulement méconnu mais encore regardé comme dangereux. Pendant un long temps les médecins ont tenu avec un soin jaloux les phtisiques à l'abri de l'air, cause de refroidissements, de rhumes et de fluxions de toute sorte.

Péter dans ses *leçons de Clinique médicale* qui ont paru en 1879 nous fait un tableau saisissant de la situation du phtisique traité suivant l'ancienne méthode que l'on pourrait appeler la méthode des précautions à outrance : «Je ne sais rien, dit-il, de plus hideusement fétide que la chambre à coucher d'un phtisique riche ; c'est un endroit soigneusement clos où il est interdit à l'air d'entrer comme à l'espérance; bourrelets aux portes, bourrelets aux fenêtres; épais rideaux enveloppant le lit où mijote à l'étuvée dans sa moiteur et dans son air vingt fois prérespiré, vingt fois souillé déjà par le contact de ses poumons ulcérés, le malheureux phtisique.

« Et ce n'est pas seulement lui qui le souille, cet air, mais l'épouse ou la garde qui le veille ; mais la «veilleuse» de la table de nuit; mais la lampe et le feu du foyer, mais plus encore, les odeurs vireuses de l'opium ou affadissantes des tisanes attiédies, et les émanations fétides des sueurs, des crachats, des déjections alvines. L'ensemble est odieusement repoussant. »

On peut nous objecter peut-être qu'Hippocrate a connu et recommandé la nécessité de la vie au grand air pour les malades atteints de tuberculose pulmonaire. Le père de la médecine a tout connu et tout entrevu, même l'antisepsie chirurgicale. Après lui Galien n'est pas resté étranger aux découvertes de la science moderne. Dans n'importe quelle branche de la médecine ces deux noms viennent infailliblement comme pour attester qu'il n'y a rien de nouveau sous le soleil, *nil novi sub sole.*

Certainement Hippocrate, Galien, Averroès et Celse ont parlé de la cure d'air pour la phtisie. De nos jours, Noël Guéneau de Mussy, Mac Cormack Zaleski, Villemin ont proclamé pour les phtisiques l'obligation de fuir les villes et d'habiter la campagne.

Mais l'aérothérapie n'est devenue une méthode de traitement, un système de thérapeutique spéciale que depuis une trentaine d'années à peine. Les travaux de Henri Bennet et de Brehmer publiés en 1869 ont posé les bases de la méthode et ont été suivis plus tard d'études nombreuses et savantes sur le même sujet. Les auteurs français ne sont pas restés étrangers à ce mouvement qui s'est établi irrésistible vers la cure d'air. Jaccoud, Peter, Hayem, Daremberg, Lagrange, Sabourin, Léon Petit ont écrit des ouvrages et des pages remarquables qui renferment des idées neuves et originales et traitent la question sous toutes ses faces et à des points de vue différents. Quiconque aujourd'hui s'occupe de phtisiothérapie et livre le bon combat à la plus meurtrière affection qui s'attaque à l'humanité veut apporter sa part d'efforts et d'expérience à l'œuvre de salut social, une pierre à l'édifice scientifique que nos maîtres ont élevé de leurs mains puissantes.

L'aérotherapie est devenue une science vraiment nouvelle qui a le mérite particulier d'avoir été faite en grande partie par des médecins tuberculeux qui se sont guéris par le séjour au grand air. Cette science a des lois, des règles assez précises et assez bien définies pour servir de guide aux praticiens et aux malades.

La première loi en aérothérapie, celle qui découle de la théorie que nous avons exposée est la recherche d'un air chimiquement pur.

Cet air est le meilleur agent de prophylaxie et de défense contre la phtisie et il existe.

Il existe dans les déserts, dans les hautes altitudes terrestres et en pleine mer, c'est-à-dire à l'altitude de zéro. « On ne peut trouver un air vraiment pur qu'au milieu des déserts, sur les sommets des montagnes ou en mer. A cet égard la mer présente une supériorité marquée à laquelle vient s'ajouter un autre facteur important, l'uniformité remarquable du climat océanien. » Ainsi parle Hayem dans ses *Leçons de thérapeutique* qui ont pour titre: *Les Agents physiques et naturels*.

Par conséquent dans le choix d'une station aérothérapique pour le traitement des tuberculeux, la question de l'altitude n'est pas indifférente et joue même un rôle prépondérant.

Peu importe l'altitude pourvu que l'air soit bon et pur et que les conditions climatériques soient favorables, telle est l'opinion la plus courante.

Cette proposition est trop vague et trop élastique

pour qu'elle puisse être acceptée comme ligne de conduite par les médecins.

L'air est chimiquement pur, avons-nous dit, en pleine mer, c'est-à-dire à l'altitude de zéro.

A quoi cela tient-il ? En d'autres termes, quels sont les facteurs principaux de la pureté de l'air ?

Le facteur le plus important est la rareté ou mieux l'absence de l'habitat humain.

« Les principes qui peuvent souiller la pureté de l'air, nous dit Lagrange, peuvent avoir leur origine dans le milieu ambiant. Tels sont les miasmes telluriques, les germes microbiens d'où proviennent les épidémies; *mais le plus souvent l'air est contaminé par ceux mêmes qui doivent le respirer*. S'il est légitime de comparer l'air qui entre dans le poumon à un aliment, il n'est pas moins juste de comparer celui que rejette le mouvement d'expiration aux déjections qu'expulse l'appareil digestif après avoir extrait du bol alimentaire les principes assimilables. L'air expiré diffère de l'air inspiré non seulement par l'absence de la plus grande part de l'oxygène qu'il contenait et qui a été absorbé par l'hémoglobine des globules sanguins, mais encore par la présence de produits de désassimilation, véritables excréments gazeux. Parmi ces produits de désassimilation il en est qu'on connaît bien depuis longtemps, comme l'acide carbonique : il en est d'autres qu'on a récemment étudiés et dont les recherches de Brown-Séquard et d'Arsonval ont précisé la nature et le mode d'action, ce sont les *ptomaïnes pulmonaires.*

« La ptomaïne pulmonaire est un produit de désassimilation azotée, analogue aux alcaloïdes, qui se trouve en très faible quantité dans l'air expiré, mais dont le pouvoir toxique est si grand qu'injecté sous la peau d'un animal, à doses infinitésimales, il peut occasionner la mort. »

Les expériences du professeur d'Arsonval démontrent pleinement que ce sont ces ptomaïnes ou excrétions pulmonaires qui rendent l'air malsain et dangereux à respirer si elles s'accumulent dans un espace relativement restreint dont l'atmosphère n'est pas renouvelée.

D'Arsonval a disposé une série de cages en verre reliées entre elles par des tubulures et renfermant chacune un lapin. La première cage seule reçoit l'air extérieur, de sorte que le lapin n° 2 respire l'air déjà respiré par le lapin n° 1, le lapin n° 3 respire l'air déjà respiré par les lapins n°s 1 et 2, ainsi de suite jusqu'au dernier lapin qui ne respire plus qu'un air dix fois, vingt fois respiré déjà, suivant le nombre des animaux soumis à l'expérience. Toutes les causes d'erreur ont été soigneusement évitées; les tubulures, livrant passage à l'air, ont été garnies de potasse caustique capable d'absorber l'excès d'acide carbonique, les cages, munies d'un double fond mobile destiné à recevoir toutes les déjections des lapins et nettoyé scrupuleusement tous les jours. Or, au bout de quelques, jours le dernier lapin de la série meurt, bientôt après l'avant-dernier subit le même sort et chacun à son tour de rôle, suivant le numéro d'ordre qu'il occupe et la quantité de toxines qu'il a respirées, succombe, alors que le premier animal se comporte bien et garde tous les attributs de la santé. L'autopsie des lapins morts dans ces conditions c'est-à-dire empoisonnés par les miasmes pulmonaires a fait voir qu'ils succombaient presque tous à la tuberculose aigüe, ce qui prouve combien l'air confiné et vicié par les produits de la respiration humaine est un milieu de culture favorable à l'éclosion et à la prolifération du bacille tuberculeux.

Aussi a-t-on eu raison de dire que l'homme est « un poison pour l'homme ! »

Tous les médecins hygiénistes sont unanimes à reconnaître et à démontrer que les agglomérations humaines sont une source, un foyer de germes morbides, un milieu de culture favorable pour ces germes et une cause permanente de contamination pour les individus. Plus ces agglomérations sont denses, nombreuses dans une contrée, plus cette contrée est malsaine et plus l'air est impur.

Or la démographie établit que la surface du globe est d'autant plus peuplée que l'altitude est moins élevée, que, par exemple, les pays de plaine sont plus habités que les pays de montagne.

Certes le climat peut apporter des exceptions à cette règle démographique.

Il peut être différent pour deux contrées situées

à la même altitude et à la même latitude et entraîner des variations dans le groupement et la densité des populations.

Mais cette règle démographique, à savoir qu'il y a un rapport inverse entre le chiffre de la population et le chiffre de l'altitude, reste généralement vraie.

En pleine mer seulement l'air est idéalement pur parce que la pleine mer est inhabitée et très éloignée des habitations humaines. L'air marin est donc un parfait aseptique, il est en outre un excellent antiseptique par sa richesse particulière en ozone et en éléments médicamenteux tels que iode, brome, chlorure de sodium, autant de principes reconstituants fort recherchés dans le traitement des tuberculoses humaines.

Nous avons hâte d'ajouter que par air marin nous entendons l'air de la pleine mer et non l'air des côtes qui présente bien quelques propriétés de l'air marin proprement dit, mais qui partage aussi les défauts de l'air terrestre plus ou moins altéré par l'habitat humain.

Cette théorie de la pureté absolue de l'air marin basée sur l'absence d'habitations humaines a reçu son application dans la pratique.

Les voyages des phtisiques sur mer sont un fait accompli.

Très recommandés par Laënnec et Peter ils ont donné les résultats les plus satisfaisants. Ces voyages s'effectuent sur des voiliers qui ont sur les vapeurs l'avantage de ne dégager ni fumée, ni poussière et d'avoir un mouvement plus doux, plus lent, plus agréable pour des malades. Le voyage le plus connu est le trajet d'Angleterre ou de France en Australie.

« Un tel voyage, dit Hayem, amène une révolution complète dans les habitudes. C'est une existence nouvelle, dépourvue de plaisirs, mais exempte de tout souci. Ces malades n'ont plus qu'à dormir, à manger, à se laisser vivre d'une vie molle, indolente, parfaitement propre à réparer les ravages produits par le surmenage ou par les effets d'une maladie chronique. Dans les latitudes chaudes, ils peuvent rester en plein air 15 heures par jour. C'est là un des principaux facteurs de cette cure spéciale. »

Après la pleine mer, les régions du globe qui réalisent les conditions d'une aérothérapie parfaite et irréprochable sont les vastes déserts et les hautes altitudes. On le comprend aisément d'après le principe que nous avons énoncé ci-dessus et qui est le facteur le plus important de la pureté chimique de l'air, l'absence ou la rareté de l'habitat humain.

Nous passerons sous silence les déserts dont la désolation et la privation complète de ressources mettent un obstacle de premier ordre au séjour des humains malades ou bien portants.

Nous ne parlerons en dernier lieu que des hautes stations terrestres dont l'air, sans avoir la pureté idéale de l'air marin, est suffisamment pur pour être considéré comme un excellent aseptique et antiseptique.

Pour se placer sur terre dans la même situation que sur mer au point de vue de la pureté chimique de l'atmosphère, il faudrait atteindre des hauteurs où l'existence humaine est impossible.

Néanmoins le choix des hautes altitudes pour le séjour et le traitement des tuberculeux constitue un grand progrès en phtisiothérapie et c'est au professeur Jaccoud que revient tout l'honneur d'avoir proclamé le premier en France les avantages incomparables et la supériorité des stations d'altitude dans le traitement de la tuberculose pulmonaire.

L'éminent maître pour établir et consacrer le principe de l'altitude s'est basé sur une connaissance personnelle et approfondie des climats de hauteur et sur une longue expérience des résultats obtenus dans ces climats. Une telle autorité médicale s'impose et doit lever bien des doutes, dissiper bien des craintes, que des idées préconçues ont fait naître contre les stations élevées.

C'est en prenant un point d'appui sur les doctrines pastoriennes qui ont transformé la pathologie et la thérapeutique que nous sommes arrivés aux mêmes conclusions que Jaccoud et nous sommes trop heureux d'être en parfait accord avec l'illustre professeur de la Faculté de Paris.

Chantemesse étudiant, dans le second volume

du *Traité de pathologie de Bouchard* dont la publication est toute récente, le sol, l'eau, l'air considérés comme agents de transmission des maladies infectieuses, met en relief l'influence que peut avoir l'air sur l'arrêt ou le développement des maladies et de la tuberculose pulmonaire en particulier.

« Avant les progrès de la bactériologie, nous dit-il, les médecins avaient constaté de tout temps l'importance des causes secondes dans le développement des maladies transmissibles. La marche de la maladie, sa gravité, son développement, étaient attribués à la résistance de l'individu, à la qualité du terrain : beaucoup même rapportaient au terrain seul la cause de la maladie ; la spontanéité morbide avait pour corollaire l'essentialité des fièvres. La notion de la spécificité a changé le point de vue des observations sans modifier la réalité des choses. On sait aujourd'hui que l'air indépendamment de tout élément figuré, microcoque, spores ou bactéries, peut jouer pour l'arrêt ou le développement d'une maladie infectieuse un rôle de premier ordre. Chargé d'ozone ou pénétré des gaz volatils et toxiques, il sera capable d'aider l'organisme, à triompher d'une infection, ou de paralyser ses efforts dans sa lutte contre l'envahisseur.

« Les germes vivants de l'atmosphère dénués de tout caractère spécifique, entrent en ligne de compte dans la création ou dans l'aggravation d'une maladie infectieuse. Combien de bronchites simples ont ouvert la porte à la tuberculose et combien de phtisiques sont allés demander à l'air de la mer ou des hautes montagnes, l'amélioration de leurs suppurations pulmonaires ! »

Plus loin le même auteur ajoute : « Les complications suppuratives des plaies sont le résultat du défaut d'asepsie du champ opératoire, des linges de pansement, des instruments ou de la main du chirurgien ; elles dépendent parfois de l'infection par les germes atmosphériques, streptocoques, staphylocoques, etc. C'est encore aux germes de l'atmosphère que sont dues les bronchites à frigore dans lesquelles le froid a modifié et affaibli les conditions ordinaires d'immunité des voies respiratoires.»

Les plaies pulmonaires ne sont passibles que du second mode d'infection signalé par Chantemesse.

Il faut donc trouver pour les phtisiques un milieu aseptique dans lequel le bacille qui leur fait la guerre et les associations microbiennes qui aggravent l'intoxication ne puissent se rencontrer, vivre ou proliférer.

Ce milieu aseptique c'est l'air chimiquement pur et les travaux des microbiologistes ont démontré la pureté parfaite de l'air marin et la pureté presque complète de l'air des hautes régions du globe.

En 1862, Pasteur a fait des recherches mémorables par lesquelles il a montré les grandes différences qui existent entre l'air des contrées habitées et celui des glaciers au point de vue de la présence des micro-organismes.

Plus récemment Miquel a inventé une méthode très pratique et très précise pour la détermination des bactéries contenues dans l'air.

Il n'a trouvé aucune bactérie dans le voisinage de la mer de glace, à une altitude de 2000 mètres ; il y en avait seulement 0, 8 par mètre cube sur le lac de Thonne, tandis qu'on en comptait 760 dans l'air du parc Montsouris et 5500 dans celui de la rue de Rivoli.

Il est donc établi que les schizomycètes de l'air disparaissent dès qu'on atteint une certaine altitude. Freudenreich n'en a plus trouvé aux altitudes de 2100 à 3200 mètres, mais il a reconnu que même à ces hauteurs, l'air en renferme un certain nombre, mais peu élevé *dès qu'il y a des habitations.*

Le tableau suivant emprunté au *Traité de Pathologie générale de Bouchard* met sous les yeux la valeur respective de l'air que l'homme peut respirer.

	Bactéries par mètre cube
Air de la mer Atlantique (*Miquel et Moreau*) pris à plus de 100 kilomètres des côtes	0,6
Air pris à moins de 100 kilomètres des côtes (moyenne)	1,8
Air des hautes montagnes (*de Freudenreich*)	1 à 3
Air de Paris au sommet du Panthéon	200

Air du Parc de Montsouris (moyenne de 5 ans)............................	480
Air de la rue de Rivoli (moyenne de 4 ans)............................	3480
Air des maisons neuves de Paris, 1883.	4500
Air des égoûts de Paris, 1880..........	6000
Air des vieilles maisons de Paris.......	36000
Air du nouvel Hôtel-Dieu (Paris. 1880).	40000
Air de l'hôpital de la Pitié (intérieur)...	79000

Que deviennent ces milliers de microbes introduits chaque jour dans les poitrines humaines par les mouvements respiratoires, s'écrie Chantemesse? Que voulez-vous que deviennent les phtisiques placés dans les salles de l'Hôtel-Dieu ou de la Pitié ? Leurs plaies pulmonaires sont infectées sans cesse par les germes qui flottent dans le milieu ambiant et leur organisme qui est en état de moindre résistance ne peut lutter contre ces millions d'ennemis invisibles qui prêtent main forte au bacille de Koch, le maître de la place.

Dans un milieu pareil l'antisepsie médicale, qu'elle soit obtenue par le créosote, l'acide phénique, l'acide fluorhydrique etc,... ne peut avoir qu'une action infime contre les lésions tuberculeuses et ressemble à une goutte d'eau perdue dans l'océan.

Pour placer le phtisique dans les conditions d'une asepsie irréprochable, il faut le faire vivre en pleine mer ou sur les hautes montagnes.

L'air marin l'emporte en pureté sur l'air terrestre

et la conception de véritables sanatoria flottants destinés à recevoir les tuberculeux répond à l'idéal de la phtisiothérapie.

Le Sanatorium flottant que l'on peut organiser avec tout le confortable voulu et conformément à toutes les lois de l'hygiène est théoriquement le meilleur mode de traitement de la phtisie. Pratiquement il est possible, si l'on veut bien ne pas trop le dénigrer et apporter à sa réalisation la somme d'efforts voulus et de dépenses nécessaires.

Sur un paquebot de luxe aussi bien que sur la terre ferme on peut appliquer le système des pavillons isolés capables de recevoir un ou plusieurs malades, dresser des guérites ou des abris où le patient peut s'isoler et prendre ses repas, suspendre des hamacs bien capitonnés et habilement disposés sur lesquels il peut se balancer paresseusement et faire la cure d'air entre le ciel et l'eau.

Les mers tempérées, comme la Méditerrannée, l'Archipel, la mer de Marmara, l'Océan Atlantique au voisinage des îles Canaries, des îles Madères ou des Antilles se prêtent à cette cure pendant toute l'année. Rien n'empêche de faire escale dans les Iles en prévision des tempêtes et de regagner le port lorsque la mer est trop inclémente. Mais dans les latitudes chaudes que nous désignons, le nombre des beaux jours est de beaucoup supérieur à celui des mauvais jours et permet le voyage sur mer presque ininterrompu.

Le paquebot-Sanatorium présente sur les Sanatoria terrestres deux avantages principaux, celui de maintenir le phtisique dans une atmosphère idéalement pure et celui de lui faire respirer un air toujours nouveau et toujours inaltéré.

Il ne suffit pas, en effet, pour obtenir l'asepsie pulmonaire complète de placer le tuberculeux dans un air chimiquement pur mais il faut encore que cet air soit incessamment renouvelé.

L'aération continue est une condition indispensable en phtisiothérapie. *Faire vivre le malade dans un air pur constamment renouvelé,* tel est le principe formulé par Lagrange.

Pour obtenir ce renouvellement incessant de l'air, les établissements construits sur terre sont obligés de recourir à des procédés artificiels de ventilation qui sont loin de valoir les procédés naturels.

Le médecin qui transporte ses malades dans une contrée élevée et inhabitée où l'air est aussi pur que possible au début de l'expérience est exposé au reproche d'altérer dans un laps de temps plus plus ou moins long l'air de cette contrée respiré des millions de fois par des poitrines malsaines qui exhalent, à chaque expiration, des flots de ptomaïnes pulmonaires.

Pour échapper à ce reproche, il faudrait installer les malades dans des pavillons en bois disséminés sur une vaste étendue, susceptibles d'être détruits sur place tous les ans ou d'être transportés après une désinfection rigoureuse dans une contrée plus éloignée et encore inhabitée.

Cette manière d'agir conforme aux vues théoriques rencontrerait dans la pratique des difficultés insurmontables et engendrerait des frais énormes que l'État seul peut encourir.

Sur terre on ne peut avoir recours qu'à des constructions fixes, absolument irréprochables au point de vue de l'hygiène.

L'air terrestre, si l'on veut bien se reporter au précédent tableau, présente une pureté remarquable qui se chiffre par un nombre insignifiant de bactéries, lorsqu'il est pris dans les hautes montagnes.

Par conséquent après leur séjour en pleine mer, le séjour des phtisiques dans les hautes altitudes est celui qui remplit le mieux les conditions de l'aérothérapie. « La montagne est le champ de bataille le plus favorable au succès de la lutte, nous dit Lagrange. »

D'ailleurs le plus grand danger pour les phtisiques est l'air confiné et *ruminé* suivant l'expression typique de Peter.

En quelque point de la surface du globe que soit placé le tuberculeux, il ne retirera aucun bénéfice de l'air pur s'il se refuse à le laisser renouveler par une ventilation intelligente et continue.

Dans les Sanatoria existants, cette ventilation a lieu, elle est le premier souci du médecin qui les dirige, de sorte que la création de ces Sanatoria, surtout des Sanatoria d'altitude constitue un progrès sérieux et leur aération incessante est un puissant palliatif du défaut qu'on peut relever du fait de leur immobilité. Le phtisique, pour apprendre à guérir, ne peut pas être à meilleure école que dans les Sanatoria et ceux-ci pourraient servir de modèle aux constructeurs de maisons modernes dans lesquelles les lois de l'hygiène sont souvent reléguées au dernier plan.

En dehors de sa pureté considérable, quoique relative, l'air des hautes altitudes présente d'autres qualités qui compensent pour ainsi dire son infériorité vis à vis de l'air marin, qualités que nous appelerons ses *propriétés physiques,* que seul il possède, qui jouent un grand rôle dans la cure de la phtisie et qui ont été mises en évidence et longuement étudiées par Jaccoud, l'auteur du plus remarquable travail qui ait paru sur les stations d'altitude.

Ces propriétés physiques sont la raréfaction due à la dépression barométrique, la sécheresse, l'intensité de la lumière et de la radiation solaire, l'action tonique et stimulante.

La raréfaction de l'air a pour conséquences des modifications très heureuses dans les fonctions de la respiration et de la circulation.

Pour en parler nous ne pouvons mieux faire que reproduire ici la description magistrale que Jaccoud a donnée de ces phénomènes.

« La raréfaction de l'air produit dans la fonction

respiratoire deux changements, qui sont le point de départ d'importantes modifications. La fréquence de la respiration au repos peut être augmentée de trois à cinq inspirations par minute, c'est du moins ce qui a lieu chez moi ; mais en tout cas, la respiration est plus profonde ou pour mieux dire, plus ample. La raison, c'est que dans ce milieu raréfié, il faut une capacité, une absorption respiratoire plus grande pour maintenir dans l'appareil pulmonaire la quantité d'air nécessaire à l'accomplissement régulier des opérations de l'hématose et de la nutrition, à l'état de suractivité.

Or, l'augmentation légère du nombre des inspirations fut-elle constante, ne saurait amener ce résultat; il ne peut être produit que par une ampliation pulmonaire plus considérable, qui met en jeu certaines régions du poumon, que j'ai appelées paresseuses, parce que, dans les conditions ordinaires, elles ne prennent qu'une très faible part à l'expansion inspiratoire ; ces régions sont les parties supérieures des organes. Mais comme la pression atmosphérique est abaissée, cette participation plus complète du poumon à l'acte inspiratoire implique nécessairement une augmentation d'action des forces musculaires qui président à l'ampliation du thorax ; et cet ensemble de conditions subordonnées, toutes issues du changement de pression dans le milieu respiratoire a pour résultat, en fin de compte, une gymnastique méthodique inconsciente, mais régulière et constante, de l'appareil respiratoire, qui est maintenue sans fatigue au maximum de l'activité fonctionnelle.

Ainsi sont produits par une intervention active des organes de la respiration, des effets analogues à ceux qu'ils subissent passivement sous l'influence de l'air comprimé. Dans l'air raréfié, l'absorption respiratoire devient complète par le fait d'un travail actif des puissances musculaires ; dans l'air comprimé, l'absorption inspiratoire accrue est la conséquence d'une pression augmentée sous laquelle les poumons et les poumons seuls cèdent passivement. Ce rapprochement, qui me paraît digne d'intérêt, suffit pour établir la supériorité de la première condition, au point de vue du développement et de l'exercice réguliers des fonctions respiratoires. Par l'énergie, la constance, l'égalité des effets, par la facilité de l'application qui a lieu d'elle-même, par l'absence de fatigue, le séjour dans le milieu raréfié des altitudes ci-dessus limitées est l'idéal de la médication aérothérapique...»

En résumé les modifications apportées à l'acte respiratoire dans ce milieu sont l'augmentation de fréquence du nombre des respirations, l'augmentation de la capacité pulmonaire et de la capacité thoracique, le développement et le déplissement plus complet du parenchyme pulmonaire.

Ces effets mécaniques ont pour conséquence des effets physiologiques de premier ordre, la pénétration plus intime et l'asepsie plus complète de la surface respiratoire jusque dans ses alvéoles les plus reculées, par l'air chimiquement pur ; l'augmentation du champ de l'hématose et une activité plus grande imprimée aux combustions organiques et à la nutrition.

Les modifications apportées à la circulation ne sont pas moins importantes et moins bien décrites par Jaccoud.

« L'abaissement de la pression atmosphérique aux altitudes indiquées détermine ordinairement une certaine accélération des battements du cœur, mais cet effet, lorsqu'il a lieu, est temporaire ; il s'efface au bout d'un petit nombre de jours. Chez tous les individus en revanche, et pendant toute la durée du séjour, la circulation dans son ensemble, est notablement modifiée en ce sens qu'il se fait à la périphérie un puissant afflux sanguin; les capillaires cutanés sont turgescents, et les téguments prennent une couleur d'un rouge violet que l'on retrouve sur les muqueuses supérieures, notamment sur celles de la bouche et de la langue; après quelques semaines, la prédominance de la circulation périphérique produit une pigmentation plus forte de la peau. Comme ce phénomène est plus marqué sur les régions habituellement exposées à l'action du soleil, on pourrait croire qu'il ne s'agit ici que d'une pigmentation par irradiation solaire; mais la même modification a lieu à un degré moindre sur les parties protégées par les vêtements, et la cause véritable est par là nettement démontrée. Dans quelques cas, plus rares qu'on ne le suppose à priori, de légères epistaxis témoignent aussi du changement survenu dans la répartition du sang.

L'appel incessant du sang à la périphérie maintient les viscères dans un état d'anémie relative, lequel, en raison de son faible degré, ne se révèle que par des phénomènes favorables. Les fonctions cérébro-spinales sont plus actives et plus faciles, la tête est libre et légère, la puissance locomotrice est accrue, la respiration est remarquablement aisée, encore que le mode en soit grandement changé...... Ces modifications organiques éveillent chez l'individu qui les subit le sentiment d'une force nouvelle, qu'il juge par comparaison avec son état ordinaire ; il se sent dispos et gaillard, il a un entrain que justifie l'accroissement réel de sa capacité pour le travail physique. Ces effets ont pour résultat final l'augmentation des forces nutritives, et la restauration de l'organisme.»

Plus loin le même auteur complète et résume les effets de l'altitude sur la circulation.

« Parmi ces effets j'ai noté la diminution de la charge sanguine des viscères au profit de la périphérie ; eh bien ! cette anémie relative, à laquelle participent les poumons comme les autres organes profonds, ajoute puissamment à l'heureuse influence de la suractivité respiratoire ; car elle facilite la circulation pulmonaire, elle dissipe les congestions préexistantes et prévient tout mouvement fluxionnaire nouveau. Vous pouvez apprécier par là ce qu'il convient de penser du préjugé qui attribue au séjour dans les altitudes élevées une influence provocatrice sur l'hémoptysie ; ce préjugé est une erreur, car pour les hauteurs que nous considérons, l'observation a établi ces deux faits : l'absence presque constante d'hémoptysie chez les malades pendant leur séjour, la cessation des hémorragies chez ceux qui en ont été atteints même dans les jours qui ont précédé de peu leur arrivée. »

La sécheresse est un autre caractère distinctif de l'air des hauteurs. Les lois de la physique démontrent que l'hygrométrie absolue de l'air diminue avec l'élévation au-dessus du niveau de la mer et les recherches de la microbiologie établissent que l'humidité crée un milieu favorable à la culture et au développement des micro-organismes.

L'intensité du rayonnement solaire a frappé tous les observateurs qui ont étudié les climats d'altitude. Ce phénomène est la résultante de deux lois physiques déjà connues et ci-dessus exposées : la raréfaction et la sécheresse de l'air. Plus les couches atmosphériques sont denses et saturées de vapeur d'eau, plus elles absorbent de rayons lumineux. Or, densité et hygrométrie sont plus faibles dans le milieu raréfié des hauteurs, donc le rayonnement du soleil est plus intense.

Le pouvoir microbicide de la lumière solaire a

été établi par des travaux récents. En exposant des cultures de bactérie charbonneuse au soleil de Juillet, Arloing a reconnu que les spores avaient perdu leur faculté de germination au bout de 120 minutes. Koch a fait une constatation équivalente pour le bacille de la tuberculose. Il est évident que cette action microbicide est d'autant plus puissante que la radiation solaire est plus intense. Duclaux a constaté que dans l'air raréfié elle était cinquante fois plus puissante qu'une température des plus élevées avec clarté diffuse.

Par conséquent sur les hauteurs tout contribue à réaliser ces deux conditions indispensables pour la guérison de la plaie pulmonaire, pureté parfaite de l'air et asepsie des voies respiratoires.

Comme corollaire de toutes les propriétés chimiques et physiques que nous venons de passer en revue, se dégage l'action fortifiante et stimulante de l'air des altitudes élevées.

La phtisie, cet aboutissant de toutes les misères physiologiques est le plus souvent accompagnée de faiblesse, de débilité, d'une déchéance générale de tout l'organisme. Pour désigner cet état particulier, Jaccoud s'est servi d'un terme synthétique et bien expressif: hypotrophie constitutionnelle.

Comment relever la nutrition languissante du phtisique ?

Plusieurs médecins ont indiqué comme remède la suralimentation soit naturelle, soit artificielle. Un tuberculeux qui se nourrit est un tuberculeux à moitié guéri. Mais pour se nourrir il faut avoir l'appétit et l'anorexie est si fréquente chez le phtisique.

L'arsenal thérapeutique fournit au praticien un choix très riche et très varié d'armes destinées à réveiller l'appétence des estomacs inertes et paresseux. Amers, ferments digestifs, poudres, acides, alcalins sont autant de moyens qui répondent à des indications différentes. Mais le médecin sait par expérience combien ces armes s'émoussent vite quand elles réussissent et combien elles sont infidèles. Le traitement moral, persuasion, insistance de tous les instants n'obtient pas plus de succès. Rien de plus facile à dire à un malade : il faut vous nourrir et prendre une alimentation substantielle, viandes, lait, œufs, purées de légumes. Malheureusement les encouragements restent le plus souvent stériles et le dégoût de celui qui les entend persiste.

Le gavage, c'est-à-dire l'alimentation par la sonde est un procédé excellent conseillé et mis en pratique par Debove. Il permet l'alimentation et la suralimentation du phtisique en introduisant dans son estomac une grande quantité d'aliments très nutritifs sous un petit volume. Debove a employé surtout les poudres de viande et a obtenu par le gavage des résultats vraiment surprenants.

Le procédé de la sonde constitue un moyen thérapeutique très puissant et s'impose même dans les cas très rebelles d'anorexie qui ont résisté à toutes les tentatives. Il faut reconnaître en effet que l'alimentation du phtisique joue un rôle capital et doit être obtenue par tous les moyens possibles.

Mais le gavage est un procédé plus ou moins brutal qui répugne à tous les malades, qui n'est pas toléré par quelques uns et qui est systématiquement repoussé par certains autres.

S'il est possible de recourir à une autre méthode pour réveiller l'appétit des tuberculeux, il ne faut pas hésiter à la mettre en pratique.

Cette méthode c'est le traitement pathogénique de la phtisie. Atteindre la cause, c'est obtenir la disparition des effets.

Le phtisique est un intoxiqué. Il est porteur d'un parasite, d'un élément infectieux qui mine sa constitution et paralyse toutes ses forces vitales.

Les armes les plus puissantes que nous puissions diriger contre le bacille facteur de la maladie et cause première de tous les désordres organiques qui se produisent, nous les puisons dans les doctrines pastoriennes si fécondes en résultats thérapeutiques.

Ces armes sont l'asepsie et l'antisepsie des voies respiratoires.

Tous les états infectieux de l'organisme s'accompagnent d'anorexie et de faiblesse générale. Dès que le bacille d'Eberth a perdu sa virulence et a cessé de cultiver dans l'intestin du typhique, celui-ci ressent l'aiguillon de l'appétit et réclame avec insistance les aliments. Il en sera de même du phtisique lorsque le bacille de Koch trouvera un milieu de culture défavorable et suspendra du moins les hostilités.

N'a-t-on pas vu renaître l'appétit sous l'influence d'un traitement antiseptique, de l'administration de la créosote par exemple ?

L'air aseptique est le meilleur traitement pathogénique de la phtisie et la meilleure arme pour combattre l'hypotrophie constitutionelle et l'anorexie. L'expérience a démontré que le tuberculeux arrivé dans les altitudes élevées sent renaître l'appétit.

Par ses propriétés chimiques, l'air des hauteurs atteint la cause, c'est-à-dire l'intoxication qui ruine et débilite l'organisme ; en réduisant au minimum possible l'empoisonnement de l'individu, il lève l'obstacle principal à l'alimentation et à la reconstitution.

Par ses propriétés physiques, en particulier par les modifications qu'il apporte aux fonctions de la respiration et de la circulatton, cet air donne une impulsion considérable au processus nutritif.

L'air pur est un aliment, a dit Lagrange.

Qu'il nous soit permis d'ajouter qu'il est aussi le meilleur condiment pour faciliter la prise et l'absorption d'autres aliments.

En résumé l'air pur réunit toutes les conditions, offre toutes les garanties que le phtisiotérapeute peut exiger. S'il n'est pas le spécifique de la phtisie, il en est le meilleur remède connu jusqu'à nos jours. Il réalise cet état que nous avons reconnu comme indispensable à la cicatrisation du tubercule, l'asepsie pulmonaire, il l'emporte sur tous les antiseptiques mis en usage parce qu'il a sur eux l'avantage d'exercer son action sans intermittences, sans fatigue et sans danger. Il est tonique et reconstituant et répond aux indications remplies par la médication arsenicale et phosphatée. Il est antipyrétique puisqu'il neutralise et enraye la septicémie origine des mouvements fébriles. Il est même un révulsif tout-puissant lorsqu'il est raréfié. La révulsion n'est-elle pas avant tout un appel du sang des organes profonds à la périphérie et un moyen de défense contre les congestions viscérales? Or nous n'avons qu'à nous reporter aux effets mécaniques produits sur la circulation par le milieu raréfié des hauteurs et exposé par Jaccoud pour être convaincu que la qualification de révulsif appliquée à l'air des altitudes élevées n'est pas exagérée.

L'air pur est un médicament complet et l'aérothérapie naturelle est le traitement de choix contre la tuberculose pulmonaire.

Les autres moyens thérapeutiques mis en usage peuvent entrer en ligne de compte et ne doivent pas être déconsidérés puisqu'ils ont rendu des services mais ils n'ont droit qu'au second rang et au titre d'auxiliaires de l'agent atmosphérique.

Cette vérité est universellement reconnue et n'a soulevé aucune contestation de la part des médecins. Le traitement hygiénique ou traitement climatérique de la phtisie occupe le premier rang et a fait l'objet de nombreuses études qui toutes renferment des aperçus nouveaux et des idées originales et apportent une vive lumière sur l'action physiologique de cet agent bien connu et bien facile à trouver, l'air.

Dans ce travail, nous avons envisagé l'air à un point de vue particulier, à la lumière des doctrines pastoriennes, et nous lui avons attribué les qualités et les fonctions d'un parfait aseptique et d'un parfait antiseptique des voies respiratoires lorsqu'il est chimiquement pur et chargé en ozone, en effluves aromatiques des herbes et des arbres, ou en émanations salines.

Cette théorie de l'asepsie pulmonaire, base du traitement de la phtisie nous a conduits à considérer le séjour des tuberculeux en pleine mer ou dans les hautes altitudes comme l'idéal de la thérapeutique antibacillaire.

Telle n'est pas l'opinion de tous les médecins.

Les hautes altitudes en particulier, si elles ont trouvé auprès de Jaccoud un défenseur convaincu et autorisé, ont rencontré des détracteurs et des ennemis parfois acharnés et impitoyables. Cependant les résultats obtenus dans les hautes stations de la Suisse sont une preuve irréfutable de la valeur de ces stations pour la cure de la phtisie et la statistique de Turban à Davos peut soutenir la comparaison avec les meilleures statistiques qui ont paru sur le même sujet.

En thérapeutique ordinaire on apprécie la valeur d'un médicament à son degré de pureté chimique.

Il doit en être de même en phtisiothérapie. Il faut se préoccuper de la pureté plus ou moins complète du médicament que l'on emploie, c'est-à-dire de l'air.

Or, l'air chimiquement pur, avons-nous dit, ne se trouve qu'en trois endroits : la pleine mer, les déserts et les hautes altitudes et nous avons donné les raisons qui expliquent ce fait corroboré par les analyses des microbiologistes.

Les analyses d'air ont acquis une importance considérable ; elles doivent être encouragées et de plus en plus perfectionnées. Elles serviront au médecin dans le choix d'une station aérothérapique, elles deviendront l'auxiliaire indispensable de l'asepsie pulmonaire et contribueront peut-être à apaiser les querelles et à rapprocher les camps ennemis.

Nous admettons la supériorité des hautes altitudes sur les altitudes moyennes et les altitudes basses pour le traitement de la phtisie et nous ne voyons dans les deux dernières que des étapes à franchir, des échelons à monter pour atteindre le but suprême, les régions très élevées où l'air est idéalement pur et vivifiant.

Théoriquement, les hautes altitudes répondent à toutes les indications, pratiquement elles ont des contre-indications tirées surtout de l'état du malade et très judicieusement posées par Jaccoud qui, par conséquent, n'est pas aussi absolu qu'on a bien voulu le dire, et n'a vu dans l'utilisation des qualités remarquables de l'air raréfié des hauteurs qu'un progrès sérieux accompli, une arme nouvelle trouvée pour lutter contre le plus redoutable fléau dont l'humanité soit affligée.

Ces contre-indications sont le stade trop avancé en particulier la phase consomptive de la maladie, la forme pneumonique de la phtisie pendant l'évolution des phénomènes aigus et surtout le mode réactionnel des malades.« Quelle que soit la période de l'affection, quelles qu'en soient les allures symptomatiques et les lésions, si l'individualité du patient lui imprime le caractère floride ou éréthique, il n'y a pas à songer un instant aux climats d'altitude, ils sont certainement nuisibles; l'influence fâcheuse se traduit, non pas toujours par la reproduction d'accidents nouveaux, mais par l'aggravation de tous les symptômes pénibles préexistants, notamment l'excitation nerveuse, la fièvre et l'insomnie.»

Ces réserves faites, la cure d'altitude reste avec ses caractères de supériorité basée sur des lois physiques et chimiques immuables, absolument conforme aux doctrines médicales régnantes, sanctionnée déjà par une longue expérience.

La citation suivante empruntée au même auteur fixe la valeur respective des différents climats au point de vue de la thérapeutique pulmonaire.

« Les climats d'altitude à pression basse ont une action régénératrice directe sur l'état constitutionnel et une influence salutaire non moins directe sur le mode fonctionnel et respiratoire des organes malades, par suite, ces climats ont un rôle positif dans l'œuvre du traitement ; ils sont des climats actifs ou modificateurs ; en un mot, ils sont des *agents de la thérapeutique.* Les climats doux à pression moyenne manquent de l'action directe sur le fonctionnement et la circulation des organes respiratoires ; ils ne possédent que peu ou point l'influence régénératrice sur la nutrition et l'état des forces ; ils agissent indirectement, par protection, contre les accidents intercurrents, par le maintien du statu quo, et ils permettent de concilier ce bénéfice avec la vie au grand air ; conséquemment ces climats n'ont pas un rôle actif dans l'œuvre du traitement ; ils sont des climats passifs ou conservateurs, ils ne sont plus des agents, *ils sont des témoins de la thérapeutique.*»

L'origine infectieuse, spécifique de la phtisie, prévue depuis les immortels travaux de Pasteur, découverte par Koch qui a isolé et cultivé le bacille pathogénique domine aujourd'hui la situation, et envahit le champ de la thérapeutique.

L'aérothérapie elle-même s'y rattache, et c'est son point de contact avec les doctrines pastoriennes que nous avons tenu à faire ressortir dans cette étude bien imparfaite, étude d'essai qui a besoin de la plus grande indulgence pour oser prétendre à un accueil favorable de la part des maîtres illustres et des médecins éminents qui ont traité avec tant de distinction ce sujet d'actualité : la cure d'air.

Les conclusions qui se dégagent de la thèse que nous avons soutenue, nous les formulons dans les propositions suivantes.

1°- L'asepsie pulmonaire est la base de la phtisiothérapie, la première condition essentielle pour obtenir la mort du bacille ou du moins l'atténuation de sa virulence.

2°- Le meilleur et le seul aseptique pulmonaire est l'air chimiquement pur constamment renouvelé.

3°- Il existe surtout dans les régions inhabitées, la pleine mer, les déserts et les hautes montagnes.

4°- Les voyages des phtisiques sur mer répondent à l'idéal de la thérapeutique et doivent être encouragés.

5°- Les hautes altitudes présentent un ensemble de propriétés physiques et chimiques, raréfaction, pureté remarquable de l'air, sécheresse, intensité du rayonnement solaire, qui leur donnent une supériorité indéniable sur les altitudes moyennes et les altitudes basses et constituent sur terre le traitement de choix de la phtisie, le traitement vraiment actif et curateur.

6°- En principe les basses et moyennes altitudes ne doivent être considérées que comme des auxiliaires des altitudes élevées, des lieux de transition qui préparent les malades au séjour dans l'air pur et vif des hauteurs. Elles conviennent particulièrement dans les formes avancées de la phtisie ou les formes à réactions intenses, dites phtisies florides ou éréthiques.

LES SANATORIA

La cure d'air est appliquée dans des établissements spéciaux dits établissements fermés ou sanatoria.

Les premiers établissements de ce genre ont été élevés en Suisse et en Allemagne. D'autres ont pris naissance en France, en Amérique, en Autriche-Hongrie et dans presque tous les pays, même en Suède et en Norvége.

Un mouvement très puissant s'est produit en faveur des sanatoria depuis quelques années.

Qu'il nous suffise de citer les plus connus, ceux dont la description a été si souvent reproduite et citée comme exemple par les auteurs, le Sanatorium du Docteur Brehmer à Gobersdorf en Silésie, le Sanatorium du Docteur Detweiler à Falkenstein près de Francfort-sur-Mein, le Sanatorium du Docteur Turban à Davos en Suisse, le

Sanatorium du Docteur Sabourin au Canigou dans les Pyrénées Orientales.

Indépendamment des bienfaits retirés du séjour dans un air pur, incessamment renouvelé, le traitement hygiénique de la phtisie dans les établissements fermés offre les avantages suivants dont l'importance ressort surtout aux yeux des médecins hygiénistes. Énumérer ces avantages, c'est les démontrer. Le Sanatorium a pour effet immédiat l'isolement des individus contaminés et par conséquent la disparition d'une cause de contagion pour la collectivité, la direction et la surveillance constante du médecin, l'observation la plus rigoureuse des lois de l'hygiène, l'endurcissement et l'éducation du malade.

Celui-ci guéri ou amélioré, poursuivra chez lui l'œuvre de prophylaxie ou de traitement si bien commencée et si enconrageante par ses résultats. Stérilisation des crachoirs, destruction des crachats source principale de dissémination du bacille, modifications apportées à l'ameublement et à l'aménagement du logis, aération intelligente et soutenue des pièces, régime, ordre et méthode dans son existence, tous ces détails lui seront familiers, et leur exécution constituera une précieuse sauvegarde pour l'interessé d'abord, pour ses proches et ses semblables ensuite.

Un phtisique instruit et discipliné est le plus grand bienfait des établissements fermés au point de vue social.

Le Sanatorium qui seul réalise toutes les conditions du traitement le plus rationnel et le plus scientifique, et met en œuvre tous les moyens de guérison possibles, le Sanatorium qui préserve de la contagion la collectivité humaine devient une nécessité et presque un établissement d'utilité publique à notre époque où la tuberculose tue le cinquième de la population.

Il mérite au plus haut degré l'attention des pouvoirs publics, il s'impose aussi bien pour la classe pauvre que pour la classe riche, et si l'initiative privée livrée à ses propres ressources n'a pu créer le plus souvent que des Sanatoria payants accessibles aux malades aisés, la charité officielle doit combler la lacune qui existe en fondant des Sanatoria gratuits accessibles aux indigents et aux déshérités.

L'isolement du phtisique a été proclamé comme une mesure urgente par l'Académie de Médecine plus soucieuse de l'intérêt général que sensible à des considérations sentimentales qui doivent disparaître en présence du bien public.

Reviendra-t-on aux léproseries du moyen âge et osera-t-on commettre la cruauté de dire à un poitrinaire : « Vous êtes un pestiféré et vous devez tout quitter, famille, société, pour aller vivre dans un désert, en pleine mer ou sur des montagnes inhabitées ? »

Le Sanatorium a tourné la difficulté et aplani les obstacles. Il est accepté et même recherché, il remplit tous les desiderata formulés par l'hygiéniste le plus sévère et le plus exigeant.

Que faut-il davantage? La solution est toute trouvée.

Dirigez vos malades sur le Sanatorium, pourrons-nous dire maintenant aux familles et aux médecins.

La phtisie est malheureusement un fruit pourri de notre civilisation raffinée. Si vous voulez la guérir et la rayer du cadre nosologique, replacez l'homme dans les conditions normales où il a été posé à l'origine, c'est-à-dire au grand air, au milieu de la belle nature dont il est le roi et le plus bel ornement.

« L'homme, a dit Peter, est un animal et, comme tel, né pour vivre en plein air. La vie civilisée a changé tout cela : au toit du firmament on a substitué le toit artificiel, à l'air libre et sans limites, l'air emprisonné et empoisonné. »

Les peuples nomades qui passent leur vie sous la tente sont admirables de vigueur physique et indemnes de tuberculose. Les peuples civilisés qui vivent dans l'atmosphère lourde, épaisse et empoisonnée des grandes villes et dans l'air confiné des appartements les plus confortables sont décimés par la phtisie.

Le lion qui erre en liberté sur le désert ou la montagne est superbe, imposant par la fierté de son allure, remarquable par la souplesse de ses membres, séduisant par la sveltesse de son corps, redoutable par la puissance de sa force musculaire, exubérant de vie et de santé. S'il est emprisonné dans une cage étroite, privé d'air et de lumière, en dépit d'une nourriture copieuse, le roi des animaux devient triste, morose, s'étiole et meurt d'ennui.

Le roi de la nature subit la même loi s'il abandonne les champs, la campagne, les sources d'eau vive, les bois et les forêts. Il devient l'homme civilisé, c'est-à-dire l'homme laid, difforme, affligé de tout le cortège des misères physiologiques, anémie, rachitisme, scrofule, et finalement phtisie. Comme il s'éloigne du type que Mac Cormack a dépeint dans les Indiens qu'il a vus par centaines sur les bords des grands lacs ! « Ces Indiens, nous dit le savant médecin irlandais qui a plaidé un des premiers avec une éloquence rare la cause de l'air pur, sont des hommes magnifiques ; les jeunes gens sont droits et élancés commes les pins de leurs forêts, et leur démarche légère comme celle des daims. La plupart de leurs femmes avaient des formes splendides : mamelles plantureuses, hanches larges, dents de perle, yeux pleins de douceur, cheveux admirables et maintien des plus gracieux. »

Enlevez l'ouvrier à son usine et à sa mansarde, le riche à sa demeure somptueuse, et apprenez à l'un et à l'autre le calme, la douceur et les bienfaits de la vie rustique. *O fortunatos nimium, sua si bona nôrint, agricolas*, a chanté un grand poète de l'antiquité.

Nous voilà presque revenus à l'époque d'Auguste et aux temps du Bas Empire. Un nouveau Virgile apporterait avec sa lyre un précieux concours aux hygiénistes modernes.

Les pouvoirs publics se sont émus à bon droit de la dépopulation des campagnes. Non seulement cette dépopulation constitue un péril social parce qu'elle prive de bras l'agriculture, mamelle nourricière des peuples, mais elle menace aussi la race humaine dans sa propre existence.

Les grandes cités ne s'alimentent que par les populations rurales. Lorsque ces dernières seront épuisées, ce sera fini de la vie d'un peuple.

Tel fut le sort de la nation romaine. Lorsqu'elle déserta les champs, elle fut atteinte mortellement dans les sources mêmes de son existence et ne put trouver dans son sein assez de défenseurs pour arrêter le flot des barbares.

La vie normale des peuples est la vie pastorale.

Le devoir du médecin, du sociologue et de l'homme d'état est de mettre tout en œuvre pour se rapprocher de cet état social qui est la condition primitive et physiologique de l'homme. Le premier aura ainsi résolu le problème difficile et ardu de la guérison de la phtisie, les deux autres auront trouvé la meilleure solution de la question sociale.

Les Sanatoria réalisent un progrès sérieux en thérapeutique et sont appelés à rendre les plus grands services au point de vue social. Non seulement leur création s'impose pour les phtisiques avérés, mais encore pour les prédisposés, les êtres en imminence de tuberculose, pour les faibles, les débilités, les anémiques, les scrofuleux, pour les surmenés et les névrosés et, d'une manière générale, pour toutes les victimes des tristes effets de notre civilisation poussée à l'excès.

Lorsqu'on aura éliminé tous ces malades et souffreteux du milieu anormal dans lequel ils vivent d'une vie pathologique, on aura déblayé le terrain, facilité la tâche de l'hygiéniste et du sociologue et dépeuplé de moitié les grandes cités, cimetière du genre humain.

La vue des misères humaines contractées à la ville ne pourra qu'exercer une influence salutaire sur l'habitant des campagnes et le détourner de l'abandon de ses champs et de la demeure de ses aieux. L'esprit très pratique du paysan tirera du tableau désolant des souffrances qui l'entourent cette conclusion toute naturelle et fort heureuse pour lui : Puisque ce riche citadin vient demander à l'air de mon pays la santé et la vie, mon pays a quelque chose de particulier et d'extraordinaire, et je ne dois jamais le quitter.

Nous ne parlerons ici que du Sanatorium qui nous occupe, et qui nous intéresse particulièrement, du Sanatorium pour phtisiques.

Les règles qui président à la création et à l'installation d'un établissement de ce genre, telles qu'elles ont été exposées par les phtisiothérapeutes les plus distingués, peuvent se ranger sous deux groupes fondamentaux : les conditions climatériques et les conditions matérielles.

Sous le nom de conditions climatériques, on désigne les mouvements de l'atmosphère ou vents, la température, l'état hygrométrique, la nature du sol.

Les vents ne doivent être ni trop violents ni trop fréquents, surtout si le sol est aride, dénudé et poussiéreux. Mais l'absence complète de tout déplacement atmosphérique, le calme plat de l'air, n'est pas une condition désirable. Les mouvements de l'atmosphère constituent un procédé naturel de ventilation supérieur à tous les procédés artificiels. Ils sont nécessaires pour renouveler l'air et donnent un coup de balai salutaire dans le milieu ambiant.

La température doit être uniforme, c'est-à-dire présenter un faible écart entre le minima et le maxima d'une même journée, tel est le desideratum formulé par la plupart des médecins. Le degré thermométrique joue un rôle secondaire. Le phtisique acquiert vite l'accoutumance aux températures basses, mais il supporte difficilement les variations brusques et considérables de température qui l'exposent aux accidents inflammatoires, bronchites, congestions et poussées nouvelles du processus tuberculeux.

Un état hygrométrique faible et peu variable est celui qui convient le mieux dans une station de phtisiques. Par conséquent un air sec est généralement préférable à un air humide, et les pluies et les brouillards trop fréquents sont nuisibles. Une atmosphère ensoleillée, étincelante de lumière, limpide et diaphane est réfractaire aux microbes, et exerce sur le moral des malades la plus heureuse influence. Nous savons tous par expérience combien un ciel gris et nuageux, un temps brumeux et sombre nous porte à la tristesse et à l'ennui. A fortiori cet effet nuisible se fera-t-il sentir sur des malades très affectés déjà par leurs souffrances physiques.

La nature du sol est, à notre avis, un des facteurs principaux du climat, un facteur dont il faut tenir le plus grand compte, et qu'il importe de bien faire ressortir.

Il faut éliminer en premier lieu les terrains marécageux et humides qui sont un foyer d'émanation de miasmes morbides. De même un sol pierreux, sablonneux et nu, emblême de la désolation, est aussi le véhicule des germes et des micro-organismes que les vents soulèvent avec la poussière et répandent dans l'atmosphère dont la pureté est ainsi altérée.

Le meilleur sol est celui couvert d'une couche de neige perpétuelle et de glaciers, ou d'un tapis de verdure et de fleurs, et d'une abondante chevelure de bois et de forêts.

La neige et les glaciers purifient l'air et augmentent par la réflexion l'intensité du rayonnement solaire.

La verdure et les fleurs, les forêts et les bois dégagent beaucoup d'ozone et des essences aromatiques et antiseptiques, ils reposent et flattent la vue et déroulent le panorama majestueux de la nature vivante qui l'emportera toujours, quoiqu'on dise, sur la nature morte, au point de vue de l'hygiène et de la santé. A altitude égale, j'aime mieux un sol paré d'une végétation luxuriante et splendide qu'un sol caché à perpétuité sous le manteau froid et uniforme des neiges et des glaciers. L'homme est fait pour vivre et se mouvoir au sein de la nature animée qui l'enveloppe et le nourrit et non pour s'ensevelir au milieu des neiges qui évoquent sans cesse des idées de deuil et de mort.

Les conditions matérielles qui doivent exister pour un Sanatorium sont les suivantes : le choix parfait de l'emplacement, une construction irréprochable au point de vue de l'hygiène et du confort, des moyens de transport et de communication faciles et commodes, des ressources nombreuses et variées au point de vue de l'alimentation, l'abondance et la bonne qualité de l'eau potable.

Toutes ces questions ont été traitées avec un luxe de détails que l'on pourra lire dans les ouvrages et les articles nombreux qui ont paru sur l'aérothérapie : Jaccoud, la Phtisie pulmonaire, 1881, page 392 ; Léon Petit : le Phtisique et son traitement hygiénique 1895 ; Sabourin : traitement rationnel de la phtisie, 1895 ; Lagrange : installation d'une cure d'air, Bulletin médical d'Algérie, 10 Juin 1895, page 163 ; Daremberg : traitement de la phtisie pulmonaire, Bibliothèque médicale, Charcot Debove, 1892 ; L. H. Petit : Projet de construction d'un Sanatorium pour tuberculeux en Corse ; Revue de la tuberculose, 31 Mars 1895, n° 1; Knopf, Sanatoria, thèse de Doct. Paris, Juin 1895.

Dans ces ouvrages, l'on trouve également la description des principaux Sanatoria et l'exposé de la mise en œuvre du traitement.

Tous ces détails techniques qui ont bien leur importance seront mieux placés à la suite de la description du plan du Sanatorium projeté à Aubrac, situé à 1400 mètres d'altitude dans les montagnes de l'Aveyron.

En aérothérapie il y a des règles et des lois qui doivent guider le médecin dans le choix d'une station d'air pour les phtisiques. La pureté aussi complète que possible de cet air est pour nous la loi essentielle et fondamentale, et une région qui a le privilège de posséder au plus haut degré cette qualité est toute désignée pour un Sanatorium, alors même qu'elle ne réunirait pas intégralement toutes les conditions énumérées plus haut.

Toutes les stations ont des défauts et des imperfections que l'ont peut corriger au reste par l'installation. Entre la théorie et la pratique se dressent toujours des difficultés qu'il appartient à l'homme de vaincre. La perfection absolue est impossible à atteindre, mais on doit s'efforcer de la toucher de près.

D'ailleurs climatologie et climatothérapie sont deux choses tout à fait distinctes. Il ne suffit pas de discourir d'un climat, il faut surtout en faire l'essai. L'expérimentation doit compléter l'observation aussi bien en aérothérapie que dans toutes les autres branches de la médecine.

Cet essai suppose bien entendu des notions préalablement acquises et une connaissance particulière du terrain sur lequel on va opérer.

S'il est favorable et probant pour une catégorie spéciale de malades, la valeur thérapeutique du climat est démontrée et ce climat peut-être utilisé.

C'est la voie expérimentale que nous avons suivie pour faire connaître la valeur thérapeutique de la région d'Aubrac pour le traitement des maladies de poitrine. Nous avons placé dix phtisiques dans des conditions aussi bonnes que possible, quoique provisoires, nous avons dirigé nous-même la cure d'air en nous conformant aux Règlements des Sanatoria, nous avons pris toutes les observations météorologiques au jour le jour et ce sont les résultats médicaux obtenus et la climatologie d'Aubrac que nous nous proposons de publier aujourd'hui.

« Créer, en vue des phtisiques français, des Sanatoria français, c'est en principe répondre aux vœux formulés par le Congrès de la tuberoulose et au désir de L'ŒUVRE DE LA TUBERCULOSE. »

Ce langage patriotique tombé de la bouche d'un confrère très autorisé pour parler ainsi, le Docteur L. H. PETIT, secrétaire de l'Œuvre, doit être entendu des médecins qui recherchent la guérison, ou du moins le soulagement de leurs phtisiques et de tous les hommes de cœur qui veulent le bien et le salut de la société sérieusement menacée par les progrès effrayants de la tuberculose.

Malheureusement pour notre pays, les tentatives que les praticiens exécutent ne trouvent pas l'écho qu'elles rencontrent en Suisse et en Allemagne, et les capitaux trop timides se portent plus facilement sur des entreprises douteuses ou chimériques que sur des œuvres humanitaires dont la raison scientifique est donnée, surabondamment établie par les sommités médicales les plus élevées, dont la nécessité s'impose même aux pouvoirs publics, dont le succès est certain et n'a jamais failli.

Pour convaincre nos lecteurs de la sécurité que peut offrir un Sanatorium construit suivant toutes les règles aux maîtres de la fortune et aux puissants du jour qui ont le souci bien légitime de calculer et de peser tous les éléments de réussite avant d'engager leurs fonds et leur responsabité, nous rapportons intégralement à la suite de ce chapitre, le projet de solution économique tel qu'il a été exposé par le Dr Léon Petit, le plus autorisé peut-être de nos confrères à traiter ces questions matérielles dont il a acquis une connaissance approfondie au cours de ses visites dans les principaux sanatoria de Suisse et d'Allemagne.

Projet de solution économique

Les établissement payants d'Allemagne donnent à leurs actionnaires des bénéfices considérables. En établissants en France, dans une région bien choisie, Pyrénées, Savoie, Bretagne ou littoral de la Méditerranée, un sanatorium pour les phtisiques aisés, il serait possible de faire une bonne action doublée d'une bonne affaire.

Ce sanatorium aurait pour dépendance un établissement populaire gratuit dont les frais seraient, en partie ou en totalité, couverts par les bénéfices de la maison payante. Cet hôpital serait situé à proximité du sanatorium, ou, s'il y avait inconvénient à ce rapprochement, dans un tout autre point du territoire. Mais les deux institutions auraient des destinées financières communes.

D'après les calculs basés sur les établissements déjà existants, Falkenstein ou Davos, on peut établir le budget suivant, le sanatorium payant étant établi pour 100 malades et l'hôpital populaire renfermant 50 lits.

A. Frais de premier établissement :

1. Sanatorium....................	1.000.000 fr.
2. Hôpital..........................	250.000 —
Total.......	1.250.000 fr.

B. Frais d'entretien annuel :

1. Sanatorium.

Prix de journée 8 francs...	292.000	300.000 fr.
Imprévu..................	8.000	

2. Hôpital.

Prix de journée 5 francs....	86.250	100.000 fr.
Imprévu..................	13.750	
3. Intérêt du capital 3 p. 100.........		37.500 fr.
4. Amortissement 5 p. 100...........		62.500 fr.
Total des dépenses..		500.000 fr.

C. Recettes.

Sanatorium.

Prix de journée 15 francs...........	547.000 fr.
Suppléments 2 francs	73.000 —
Total des recettes..	620.000 fr.
Bénéfices..	120.000 —

Après le paiement des intérêts à 3 p. 100 et l'amortissement du capital en vingt ans assurés, il reste encore aux actionnaires un dividende de près de 10 p. 100.

Le succès du sanatorium payant ne saurait être douteux, si cet établissement répond aux exigences de l'hygiène et du confort. Il suffit pour s'en convaincre de constater que Falkenstein est toujours au complet.

On pourrait même ne pas se lancer d'un seul coup dans l'agencement de deux maisons : commencer par le sanatorium et ne faire fonctionner l'hôpital qu'avec les bénéfices réalisés l'année précédente à l'établissement payant. Le quantum prélevé sur les fonds indiquerait à chaque inventaire, le nombre des malades pauvres qui pourront être hospitalisés dans l'année.

Il est bon de remarquer que, dans le projet de budget ci-dessus, l'hopital ne figure pas au chapitre des recettes. Or il est impossible qu'un tel établissement ne provoque pas tôt ou tard un élan de la charité privée. Les questions de sentiments s'en mêlent. Elles ne sont pas à dédaigner. Il semblera au malade riche qu'il guérira mieux si l'argent qu'il dépense pour se soigner sert à secourir des pauvres atteints du même mal que lui. Une famille en deuil, un malade reconnaissant doteront l'hôpital au nom d'un souvenir.

Il y a de grandes chances de succès dans cet accouplement des deux établissements. Peut-être pourrait-on tenter l'expérience d'abord avec un sanatorium pour les malades de la classe moyenne qui serait moins onéreux que l'hôpital puisqu'on y paierait une petite pension.

Puisse ce rêve d'un médecin tenter un capitaliste !

AUBRAC

Station d'Altitude

Nous avons étudié et expérimenté le climat d'Aubrac pendant l'été dernier, au cours des mois de Juin, Juillet, Août et Septembre de l'année 1895.

Dix phtisiques dont la plupart très avancés et parvenus à la troisième période de la maladie ont fait sur le Saint-Bernard du Plateau Central un séjour dont la durée a varié de un mois à quatre mois.

L'entreprise a pu paraître audacieuse et quelque peu risquée à ceux qui n'ont qu'une foi médiocre dans la valeur thérapeutique des climats d'altitude du centre montagneux de la France au point de vue de la cure de la phtisie.

Prendre dix malades très atteints et les transporporter sur une hauteur de 1400 mètres est une lourde responsabilité pour le médecin.

Heureusement la tâche a été facilitée par les

malades eux-mêmes. Pour une première année, nous n'avons pas eu le choix et nous avons dû accepter ceux qui se sont offerts à nous, soutenus par l'espoir de trouver sinon la guérison, du moins une amélioration.

L'expérience, si elle est favorable dans de pareilles conditions, n'est que plus concluante, car si un tuberculeux au troisième degré retire même un léger bénéfice du séjour dans un climat donné, à fortiori un tuberculeux au premier degré, toutes choses égales d'ailleurs, aura-t-il avantage à user de ce climat.

C'est la conclusion qui paraît se dégager de l'essai fait à Aubrac.

Mais avant d'exposer le résultat médical obtenu, nous ferons connaître le pays, sa situation géographique, son climat, ses ressources.

Le plateau d'Aubrac mesure une longueur d'environ soixante kilomètres, sur une largeur de cinquante kilomètres et s'étend dans les trois départements de l'Aveyron, du Cantal et de la Lozère. Cet immense plateau est d'un parcours facile aux touristes et aux amateurs de la grande et belle nature.

A la jonction de cinq belles routes, dans une dépression de terrain, exposé de tout côté aux rayons du soleil et abrité contre les vents du nord par plusieurs sommets sensiblement plus élevés qui forment une ceinture autour du village, contre les vents du midi par la forêt et les bois de l'État, s'élève Aubrac, avec son église, son presbytère, ses trois hôtels, les restes de l'ancienne abbaye et quelques burons ou fermes.

Aubrac domine le versant méridional du plateau, le versant le plus boisé et le plus pittoresque qui déroule sous les yeux un panorama imposant et superbe. Le regard embrasse tous les monts du Rouergue et les vallées innombrables qui apparaissent au lointain comme des nids de verdure où se cachent les habitations humaines.

L'effet eupnéique de l'espace se produit dès que l'on arrive sur ces hauteurs d'où la vue plonge sur l'immensité du terrain qui s'étage par des pentes graduées et d'où elle va se perdre dans un horizon sans fin.

La configuration du plateau rappelle l'Engadine et le touriste qui voit l'Aubrac en plein hiver, recouvert d'un manteau de neige et ensoleillé se prend aussitôt à songer à la Suisse.

Les belles journées d'hiver sont nombreuses dans ce pays que l'on croit sans cesse visité par la bise et la tempête à cause de sa situation élevée. C'est par une de ces belles journées que j'ai pu pour la première fois contempler le plateau et recevoir l'effet saisissant de cette nature sauvage d'une intense beauté alpestre. La lumière solaire réfléchie par la couche de neige qui cachait le sol était éblouissante, l'air était d'une fraîcheur exquise, d'une pureté admirable, j'allais presque dire d'une saveur délicieuse. C'était un vrai plaisir de respirer au milieu de cette atmosphère légère, ténue et vivifiante et la sensation de bien-être éprouvée pouvait se comparer au besoin de renaître et de revivre. La face rutilante des quelques habitants perdus dans ce désert de neige, au milieu des bois et des forêts, faisait un singulier contraste avec le facies pâle et anémique de mes compagnons de route venus comme moi de la grande ville. Un séjour de quelques heures sur le plateau a suffi pour brunir sensiblement nos visages, tant le rayonnement solaire était puissant ce jour là qui était un des premiers jours du mois d'avril.

Je sais bien que la tourmente vient parfois assombrir ce tableau et obscurcir l'atmosphère par les tourbillons de neige qu'elle apporte ou qu'elle soulève. Mais la tourmente est l'exception et les mauvais jours sont largement rachetés par l'éclat et la beauté incomparable de la plupart des journées d'hiver. Cette neige finement pulvérisée qui, à certaines époques, balaie l'espace dans sa course giratoire, assure la pureté de l'air et entraîne dans sa chute toutes les poussières et tous les petits organismes qu'il pourrait contenir.

On a fait un épouvantail de ces tourmentes de neige et, lorsqu'on interroge la population autochtone, on est surpris d'apprendre qu'au total leur durée ne dépasse pas trois semaines par les hivers les plus rigoureux et qu'elles sont assez rares par les hivers ordinaires.

Non, ce n'est pas la neige, ce n'est pas la rigueur du climat qui s'oppose à l'installation d'un Sanatorium d'hiver à Aubrac. Au contraire l'air y est plus pur pendant la période hivernale que pendant la période estivale, et c'est là, nous le savons bien, la condition primordiale, le principe essentiel de l'aérothérapie.

Les stations suisses les plus renommées réunissent au premier chef ces qualités, elles ont accompli, on peut le dire, une véritable révolution dans le traitement de la phtisie en substituant la notion du froid à celle du chaud et en préférant la cure d'hiver à celle d'été dans les altitudes les plus élevées que l'homme puisse habiter.

Je n'ai pas la prétention de mettre Aubrac au-dessus de Davos qui possède des conditions climatériques particulièrement favorables.

Mais je déclare qu'Aubrac s'en rapproche beaucoup et peut offrir aux Français une station d'altitude remarquable, même pendant l'hiver.

Les belles et nombreuses journées que j'ai pu admirer, durant cette saison, dans ce pays que les touristes ont qualifié justement de *Suisse de l'Aveyron,* ne s'effaceront jamais de mon esprit. Les impressions reçues ne disparaissent jamais lorsqu'elles se sont gravées dans l'âme avec la force des convictions inébranlables tirées de l'examen attentif des lieux.

Cette horreur du froid, naturelle chez les populations méridionales, leur fait fuir et condamner les hautes régions qu'elles ne prennent pas la peine de visiter.

Il faut donc un certain courage pour combattre les préjugés et les appréciations fausses et toutes gratuites qui mettent à l'écart et annihilent des contrées favorisées, des contrées françaises trop inexplorées qui peuvent suppléer à la *Suisse.*

« Nous ne savons pas utiliser les ressources de nos montagnes, nous dit Daremberg dans son excellent ouvrage sur le *Traitement de la phtisie pulmonaire.* En Auvergne on pourrait créer de superbes sanatoria d'été.... »

Pourquoi rester toujours tributaire de l'étranger lorsqu'on peut trouver des avantages à peu près pareils chez soi ?

Je ne m'explique pas cet ostracisme dont on frappe sans appel et sans motif certaines régions de la France, en particulier le plateau central.

Parcourez ces pays et visitez-les pendant l'hiver. Vous y rencontrerez des sites merveilleux qui fascineront votre regard et attireront votre attention soit de touriste, soit de médecin.

C'est la ligne de conduite que j'ai tenue pour connaître le pays d'Aubrac et pouvoir en parler en connaissance de cause.

J'ai choisi ce pays comme objet d'exploration parce que j'y étais attiré par les descriptions très curieuses des touristes et des amateurs de la belle nature et par la réputation extraordinaire dont il jouit déjà comme station d'été dans tout le midi de la France.

J'y ai vu les traces de l'ancien hôpital que les moines-chevaliers avaient dirigé et peuplé pendant de longs siècles, et pendant toute l'année, hiver et été, ce qui prouve que nos ancêtres étaient moins timorés que nous et savaient distinguer les bons endroits.

J'y ai admiré pendant l'hiver la splendeur de l'atmosphère, l'éclat éblouissant des neiges, l'intensité du rayonnement solaire, j'ai vu la fameuse tourmente que les ennemis d'Aubrac vous opposent sans cesse et j'ai pu constater que, même au plus fort du tourbillonnement des neiges, le plateau présentait, surtout sur la lisière de la forêt méridionale, des parties entièrement abritées que n'atteint pas le plus léger souffle du vent. J'ai fait cette constatation avec le digne et distingué pasteur de la localité, M. l'Abbé Deltour qui est le guide aussi obligeant qu'aimable des étrangers et qui a pu tenir une bougie allumée près du bois de Gandillot, alors que la tourmente neigeuse tournoyait et grondait sur le plateau. Ce détail bien réaliste montre combien erronées sont les opinions courantes sur le climat intraîtable d'Aubrac. Et la tourmente tant redoutée est rare, elle a même son utilité, puisque c'est par elle qu'arrivent les neiges qui couvrent pendant six mois de l'année le sol d'Aubrac, et constituent un facteur important des climats d'altitude considérés comme stations d'hiver.

Un seul obstacle s'élève contre la création d'un Sanatorium d'*hiver* à Aubrac, c'est la difficulté des communications.

Aubrac n'est accessible pendant la saison rigoureuse que par la partie méridionale, c'est-à-dire par l'Aveyron.

On y arrive par la vallée du Boralde, une des plus belles vallées que le touriste soit appelé à contempler. La route côtoie un ruisseau qui prend sa source sur les hauts plateaux et se précipite dans les prairies basses de St-Chély d'Aubrac par une série de cascades dont les eaux tumultueuses retentissent au loin et se brisent sur les rochers en gerbes d'écume bouillonnante.

De part et d'autre se dressent des arbres gigantesques, chênes, mélèzes, hêtres touffus dont le groupement devient de plus en plus dense à mesure que l'on s'élève, et constitue ces admirables bois d'Aubrac, ces hautes futaies impénétrables, que la cognée du bûcheron respecte, et qui sont la plus belle parure de ces sites enchanteurs. Des roches volcaniques sont taillées dans les flancs de la montagne comme des orgues silencieuses, suspendues dans les airs, prêtes à entonner un hymne à la nature majestueuse qui se déroule sous les yeux. Tantôt la gorge s'ouvre et s'étale pour laisser apercevoir une large étendue de verdure, une ferme, symbole de la vie humaine qui anime ce tableau, tantôt elle se resserre et se rétrécit pour offrir le spectacle émouvant des grottes profondes,

des précipices escarpés au fond desquels gronde le torrent grossi des cours d'eau voisins.

C'est par la vallée du Boralde qui fait suite à la vallée du Lot qu'il faut établir les communications qui relieront Aubrac avec Espalion.

La voie ferrée destinée à cette dernière localité ne s'arrêtera pas en si bon chemin, elle doit étendre ses lignes parallèles jusqu'à St-Chély-d'Aubrac par la vallée du Lot, jusqu'à Aubrac lui-même par la vallée du Boralde.

La compagnie des chemins de fer du Midi doit imiter les chemins de fer suisses qui n'ont pas hésité à construire des voies ferrées jusqu'à des altitudes de plus de 1400 mètres et ont contribué pour une large part au succès et au développement des stations et des sanatoria helvétiques.

Aubrac est déjà célèbre dans tout le midi de la France et dans la colonie auvergnate de Paris par ses cures d'air et de petit lait ; il attire tous les ans pendant les quatre mois de l'été, un millier d'étrangers, il devient de plus en plus le point de mire des excursionnistes, des touristes et des voyageurs qui ont traduit leurs impressions dans des pages enthousiastes.

Le sanatorium qui a été inauguré pendant la dernière saison d'été et qui a donné des résultats médicaux très satisfaisants a grandi l'importance et la renommée de cette région privilégiée du plateau central.

Le sanatorium d'été existe et a rendu de précieux services. Il a établi la valeur réelle du climat d'Aubrac pour les maladies de poitrine. Dix malades, après un séjour de un à quatre mois, sont partis, plusieurs guéris, les autres très améliorés.

Le sanatorium d'hiver n'attend, pour s'établir, qu'une ligne de chemin de fer qui lui assure les communications avec Espalion et Rodez.

Par conséquent, tous les éléments de réussite, toutes les garanties de bénéfice et profit qu'une riche compagnie demande pour décider et exécuter la construction d'une voie ferrée, se trouvent réunis à Aubrac.

Le tracé de cette voie est tout indiqué. Il doit suivre les ravissantes vallées du Lot et du Boralde. Espalion, que l'on pourrait appeler Espalion-la-Jolie, offre un site superbe à la curiosité du visiteur. Les prairies verdoyantes à travers lesquelles le Lot décrit ses méandres gracieux, les collines boisées qui entourent la ville, les crêtes élevées sur lesquelles sont posés les chateaux-forts de l'époque féodale, forment un tableau pittoresque et grandiose qu'on ne se lasse pas d'admirer. En outre, la sous-préfecture, si favorisée par sa situation géographique, est un centre important de commerce et d'industrie.

Après Espalion, St-Côme apparaît dans un nid de verdure, au milieu d'une végétation d'une richesse incomparable. Après St-Côme, St-Chély-d'Aubrac ouvre la délicieuse vallée du Boralde creusée pour ainsi dire dans les flancs des monts d'Aubrac. Aux pieds du plateau, à deux cents mètres du village, à l'extrémité nord des bois de Gandillot se trouve l'emplacement choisi pour une gare très abritée en toute saison.

Ce tracé nous paraît le plus rationnel parce qu'il est fait par la nature elle-même, parce qu'il parcourt une contrée riche, parce qu'il aboutit, à travers un pays splendide, à une station d'air déjà très prospère et pourvue d'un sanatorium.

Le chemin de fer décuplera le prestige d'Aubrac et le nombre des étrangers qui y accourent.

La Suisse de l'Aveyron a des qualités exceptionnelles, des attraits particuliers. Celui qui a pu les connaître et les apprécier trouve en eux l'explication de ce mouvement de plus en plus fort qui porte les Parisiens et les Méridionaux vers Aubrac.

Pourquoi va-t-on de plus en plus à Aubrac sinon pour y respirer un air pur et vivifiant et se remettre des fatigues physiques et morales au sein de cette belle nature, majestueuse par l'immensité de l'espace qui vous environne, poétique par ses gazons émaillés de fleurs, consolante par le calme que l'on goûte à l'ombre de ses bois et de ses forêts.

La cure de petit lait ne joue qu'un rôle secondaire dans les effets bienfaisants du climat d'Aubrac. Elle doit être conservée néanmoins comme un auxiliaire précieux chez les malades qui souffrent de troubles digestifs et de constipation chronique. Les vaches qui errent en liberté jour et nuit sur les pâturages de la montagne fournissent un lait de première qualité et par conséquent un petit lait qui possède au suprême degré toutes les vertus que l'on attribue à cette boisson laxative et rafraîchissante.

Mais en réalité le repos et l'air sont les facteurs principaux du traitement.

Les malades que j'ai pu voir à Aubrac en dehors du Sanatorium, pendant la saison dernière, étaient des anémiques, des névropathes et des tuberculeux. Tous étaient venus demander d'abord à l'air, ensuite au petit lait de la montagne, le rétablissement de leur santé. Je puis dire que tous ont pu réussir à obtenir en totalité ou en partie ce qu'ils désiraient. Les anémiques principalement ont repris leurs forces et leurs couleurs. Un changement favorable s'est produit dans l'état des névropathes, surtout des neurasthéniques, fait digne de remarque chez des malades qui résistent à tant de traitements. Il faut attribuer sans doute ce résultat au calme de la vie de campagne, à l'éloignement des causes morales qui engendrent la neurasthénie, au relèvement de l'appétit sous l'influence d'un air tonique et excitant. Après les tuberculeux, les neurasthéniques sont les malades qui réclament avec le plus d'urgence le régime et la règle des Sanatoria. *Sublata causa, tollitur effectus.* Cette vérité scientifique s'applique au premier chef aux névropathes. Il faut écarter ces derniers de leur famille, les isoler de leur milieu habituel dans lequel on découvrirait presque toujours l'origine de leurs troubles nerveux et les mettre sous la direction ferme d'un médecin qui substitue sa volonté à la leur et leur fasse au besoin violence. Cette méthode de traitement n'est-elle pas celle des sanatoria?

Les tuberculeux venus presque tous à Aubrac sur les conseils de leur médecin et dispersés dans les hôtels étaient dans les conditions des malades qui font leur cure à l'air libre. Mais ils ont pris exemple sur les malades traités dans le sanatorium, ils ont réglé leur existence sur celle de mes pensionnaires et ont souvent partagé avec eux le repos prolongé sur la chaise-longue, sous la verandah de l'établissement. A leur grande joie, ils ont emporté d'Aubrac et le meilleur souvenir et une sensible amélioration.

Jusqu'ici je n'ai parlé que du climat d'hiver et j'ai démontré que la couche de neige qui couvre le sol pendant six mois de l'année, que la température basse, que la raréfaction et la pureté remarquable de l'atmosphère, que l'intensité du rayonnement solaire pendant les beaux jours qui sont de beaucoup les plus nombreux, faisaient d'Aubarc une station d'altitude se rapprochant beaucoup de Davos, une station malheureusement fermée par le défaut de communication. J'ai exprimé l'espoir que la Compagnie du Midi comprenant ses intérêts et sensible à une noble cause, lèverait l'obstacle par la création d'une voie ferrée.

Il me reste à parler du climat d'été, et j'aborderai ce sujet par une remarque générale de la plus haute importance.

Aubrac a le double avantage d'être à la fois une station d'hiver et une station d'été.

Dès que le printemps arrive, un changement de décor s'opère dans cette nature sauvage et alpestre qui secoue ses frimas et sort de sa léthargie.

Sur ce point caractéristique et distinctif, je laisse la parole à Monsieur l'Abbé Deltour, membre de la Société des Lettres de l'Aveyron, auteur d'un ouvrage remarquable sur Aubrac où il a exercé pendant huit ans avec un dévouement sans bornes le ministère paroissial. « Ces immenses espaces de terrain, nous dit-il, sont, pendant près de six mois de l'année, ensevelis sous la neige ; mais aprés avoir dormi sous ce manteau pendant les mois d'hiver, ils se réveillent au printemps et produisent en peu de jours un gazon abondant et dru, d'une verdure et d'un arôme incomparables. C'est là que vers la fin de Mai viennent s'ébattre de nombreux troupeaux de vaches, seize à dix sept mille têtes, qui, jusqu'au milieu du mois d'Octobre, vivent en liberté pendant le jour et sont parquées la nuit, à la belle étoile, sous la protection de grandes palissades mobiles. »

Toute la contrée prend un aspect nouveau et riant. Les prairies se couvrent d'une parure de fleurs variées et multicolores, les bois et les forêts, qui occupent une étendue d'environ douze mille

Table thermométrique d'Aubrac en Août 1895.

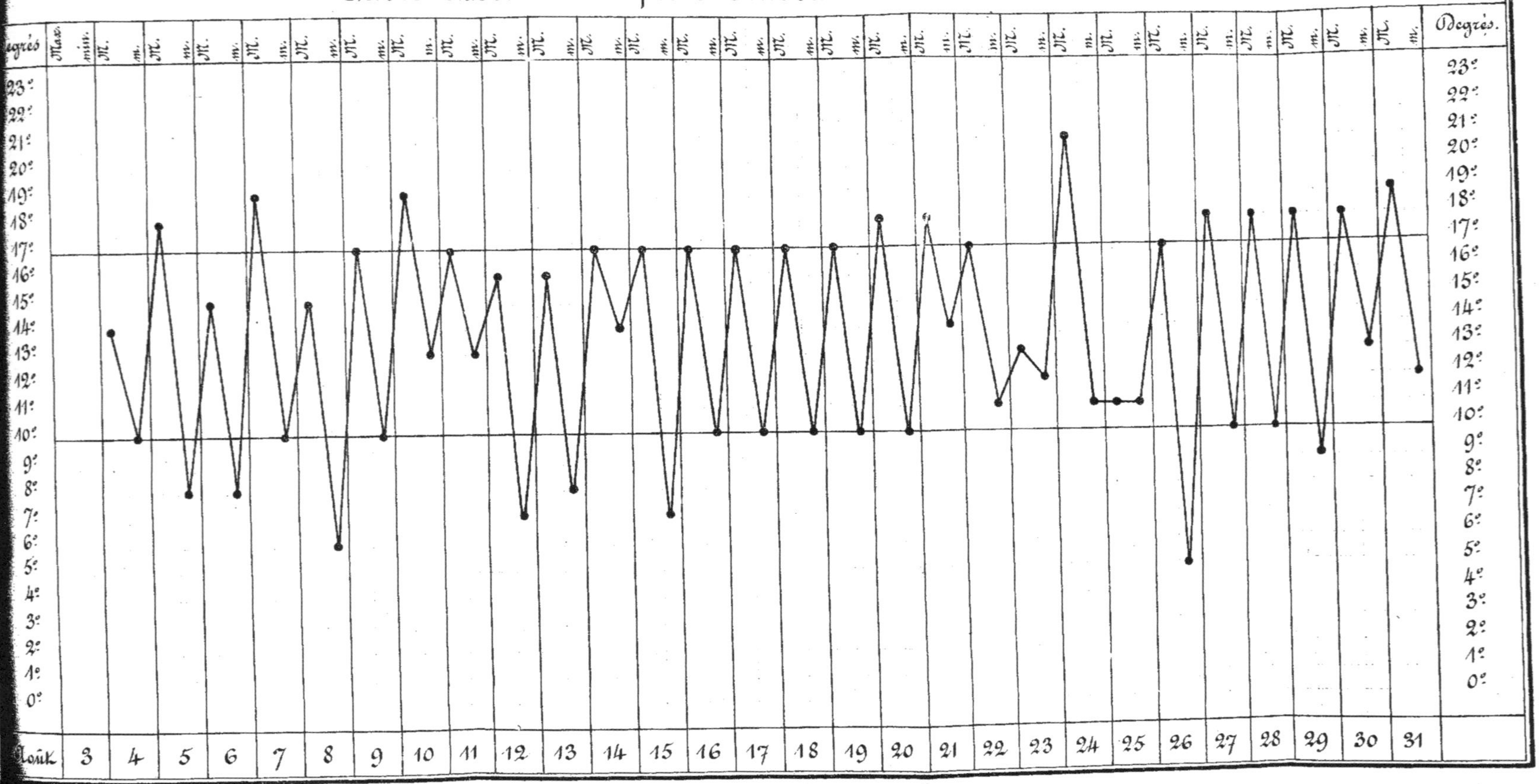

Degrés | Max. min. | M. m. (for each day)

Degrés: 23° 22° 21° 20° 19° 18° 17° 16° 15° 14° 13° 12° 11° 10° 9° 8° 7° 6° 5° 4° 3° 2° 1° 0°

Août: 3 4 5 6 7 8 9 10 11 12 13 14 15 16 17 18 19 20 21 22 23 24 25 26 27 28 29 30 31

Table thermométrique d'Aubrac en Septembre 1895.

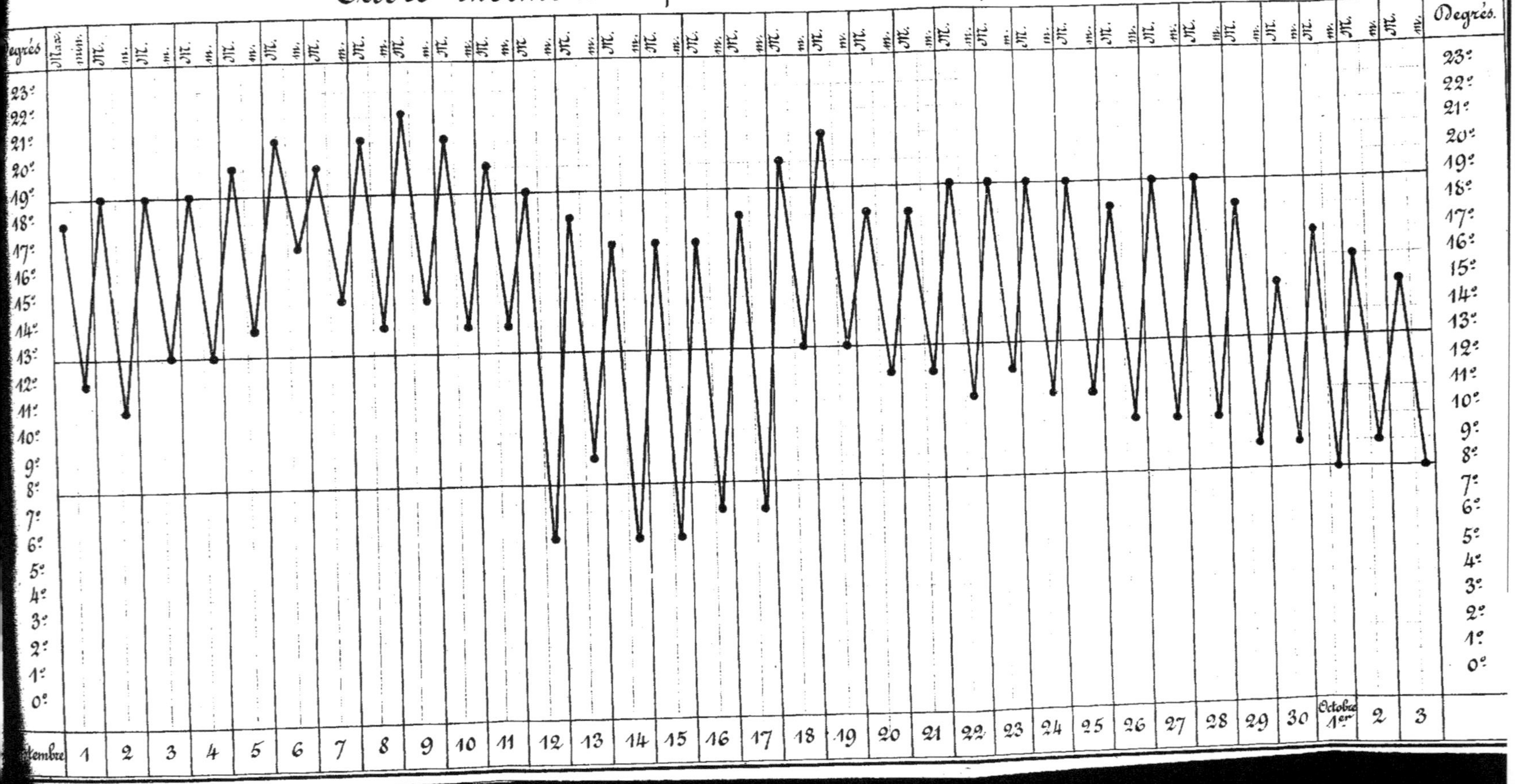

Degrés — 23° 22° 21° 20° 19° 18° 17° 16° 15° 14° 13° 12° 11° 10° 9° 8° 7° 6° 5° 4° 3° 2° 1° 0°

Max. min. M. m.

Septembre 1 2 3 4 5 6 7 8 9 10 11 12 13 14 15 16 17 18 19 20 21 22 23 24 25 26 27 28 29 30 Octobre 1er 2 3

Degrés — 23° 22° 21° 20° 19° 18° 17° 16° 15° 14° 13° 12° 11° 10° 9° 8° 7° 6° 5° 4° 3° 2° 1° 0°

hectares, se revêtent d'un feuillage touffu, des sources d'eau limpide jaillissent de tous côtés.

La température devient douce et revêt un caractère d'uniformité frappante. L'écart est faible entre le minima et le maxima.

On peut en juger par le graphique ci-joint que j'ai tracé pendant les mois d'Août et de Septembre. Je regrette vivement d'avoir égaré le graphique pris par mon confrère et ami, M. Clamouse, Interne provisoire des hôpitaux de Paris, qui a dirigé avec beaucoup de compétence et de succès le traitement des malades du Sanatorium pendant les mois de Juin et de Juillet. Monsieur Clamouse a été frappé comme moi des faibles variations thermométriques sur le plateau d'Aubrac. Je ne puis que prendre acte de son observation consciencieuse, contrôlée par lui et signaler le fait en passant.

Pour tracer le tableau des températures minima et maxima je me suis mis en garde contre toutes les causes d'erreur en procédant de la façon suivante : pendant la nuit, le thermomètre a été suspendu en plein air, aux branches d'un arbre situé en plein champ, pendant le jour, il a été placé à l'ombre sous la vérandah. Quelquefois j'ai exposé le thermomètre aux rayons du soleil, à l'heure de midi, et, tandis qu'à l'ombre, le maxima ne dépassait pas 19°, au soleil, il atteignait 43°.

L'uniformité de la température, à une altitude de 1 400 mètres, sous le soleil du midi, ne doit surprendre personne, car le fait lui-même est basé sur une loi physique. C'est sur les hauteurs pendant l'été que les nuits sont le moins fraîches et le moins humides. Les couches d'air surchauffé, en vertu de leur plus faible densité, s'élèvent des vallées vers les montagnes.

J'ai eu souvent l'occasion de faire la preuve de ce phénomène pendant mon séjour à Aubrac. Partant le soir de St-Chély d'Aubrac situé dans un vallon, ou de Nasbinals, village lozérien qui se trouve à une altitude de 1 000 mètres, j'ai vu la rosée et j'ai reçu l'impression de l'humidité et de la fraîcheur dans ces régions plus basses. Arrivé sur le plateau, c'est-à-dire à l'altitude de 1 400 mètres, j'ai toujours été surpris par la tiédeur, la sécheresse de l'atmosphère et l'absence de rosée. J'ai invité plusieurs habitants de ces localités et en particulier des élèves en médecine, en vacances dans leurs familles, à faire les mêmes constatations. Leur étonnement n'a eu d'égal que le plaisir de contempler le panorama superbe qu'offrait le plateau silencieux sous la pâle clarté de la lune et sous la lumière vacillante des astres allumés au firmament.

Pendant les mois d'Août et de Séptembre, j'ai pu admirer à Aubrac des nuits d'une incomparable beauté, nuits sereines, nuits étincelantes sous une coupole céleste, grandiose par son immensité, embrasée d'autant de millions de feux qu'il y a de millions d'étoiles. L'air était doux, presque tiède, riche en ozone, dont l'odeur particulière décelait la présence. Les malades ne pouvaient s'arracher à la vue d'un tel spectacle et passaient la moitié de leurs nuits sur la terrasse, respirant à pleins poumons l'air pur et caressant que leur apportait le souffle léger des zéphyrs de la montagne. Rentrés dans leurs chambres, ils ne couraient aucun risque à laisser la fenêtre ouverte et s'endormaient sous le charme de cette nature féérique qui déployait toute sa splendeur.

Uniformité de la température, nature du sol couvert d'un tapis de verdure et de fleurs et d'une vaste étendue de bois et de forêts, pureté remarquable de l'air riche en ozone, tels sont les caractères distinctifs et permanents du climat d'Aubrac pendant l'été.

Quant aux autres conditions climatériques, mouvements de l'atmosphère, état hygrométrique, Aubrac subit les mêmes variations que les contrées voisines et le reste de la France en général. Mais il n'a pas le monopole de la pluie, du vent et des brouillards. S'il en était ainsi, les étrangers et les malades ne se transporteraient pas en foule à cette altitude dès que le mois de juin a commencé.

Il faut reconnaître que l'opinion populaire est un précieux guide en matière de climats et d'eaux minérales et que le plus souvent la sanction médicale n'arrive qu'en dernier lieu.

L'été dernier a été pluvieux dans toute la France pendant les mois de juin et de juillet, il a été le même à Aubrac, entrecoupé cependant de quelques journées fort belles.

Il a été très chaud et sec en août et en septembre, il a été splendide à Aubrac pendant la même période de temps.

Comme compensation aux mois de juin et de juillet qui ont connu les intempéries d'une saison anormale, partout et en France particulièrement, les mois d'octobre et de novembre ont été d'une beauté remarquable sur le plateau aveyronnais, de sorte que l'on peut dire sans exagération que l'été, c'est-à-dire le beau temps, à Aubrac, dure tous les ans quatre mois et que, pendant les deux autres mois, le climat se prête encore à la cure d'air dans un établissement fermé, bien abrité et bien chauffé.

L'air conserve ses qualités intrinsèques, et sa richesse en ozone est accrue après les pluies.

Les ressources alimentaires d'Aubrac, pendant l'été, sont aussi nombreuses que variées. Les bêtes à cornes de la montagne, bœufs, veaux, moutons, sont sacrifiées sur place et dans les localités voisines, fournissent aux consommateurs une viande de première qualité et trouvent un écoulement facile et rapide à cause du grand nombre d'étrangers qui se succèdent sans interruption dans les hôtels. Le lait et le petit-lait coulent à flots dans les burons et les fermes, le beurre, le fromage, la crême sont préparés à discrétion. Les vallées du Boralde et du Lot produisent des légumes et des fruits en quantité. Les rivières et les lacs voisins sont peuplés de poissons parmi lesquels domine la truite dont la qualité exceptionnelle est fort recherchée des amateurs et des touristes et dont le nom figure toujours sur la carte des tables d'hôte. L'eau la plus fraîche et la plus limpide que l'on puisse rêver, est puisée dans les sources abondantes et intarissables que l'on voit entourées d'un cresson épais et luxuriant.

Les moyens de communication et de transport sont régulièrement établis et assurent le service à volonté.

Une route départementale large et fort bien entretenue relie Aubrac avec la gare d'Aumont située sur la grande ligne de Paris à Béziers, à une distance de 30 kilomètres. Sur cette route circulent tous les jours des voitures publiques et des voitures privées que l'on peut se procurer à tout moment.

Pour mon compte, j'ai mis à la disposition des malades qui se dirigent l'été vers Aubrac, un véhicule spécial, une caléche confortable dont les dimensions ne laissent rien à désirer, dont les mouvements sont très doux et dont l'intérieur a été aménagé, d'après mes indications, en forme de lit sur lequel le patient peut s'étendre et se reposer des fatigues d'un long voyage en chemin de fer.

Plusieurs malades qui ont usé de ce moyen de transport, se sont déclarés très satisfaits et même délassés du cahot, de l'encombrement et de la poussière des chemins de fer. Ils ont vivement goûté ce voyage en voiture, sur un lit roulant, au milieu de la belle nature qu'ils pouvaient admirer à leur aise, sans aucun obstacle pour barrer la vue, et ils n'ont pas regretté, autant qu'on pourrait le croire, ces caisses noires, rectangulaires et alignées comme des corbillards, divisées en compartiments étroits et monotones où la foule humaine se tasse et perd la liberté de ses mouvements.

Néanmoins la prépondérance reste aujourd'hui à la vapeur pour la rapidité avec laquelle elle franchit l'espace et dévore les lieues métriques, pour l'économie qu'elle apporte dans les relations sociales, pour l'activité qu'elle imprime au commerce et à l'industrie.

Je souhaite que les Compagnies de chemin de fer comblent au plus tôt cette lacune qui existe à Aubrac et constitue le seul empêchement à la fondation d'un Sanatorium d'hiver.

Les stations suisses les plus célébres n'ont pas été desservies au début de leur existence par une ligne de chemin de fer. C'est à dos de mulet qu'à l'origine, les malades ont atteint quelques-unes d'entre elles, et ce n'est pas ce moyen de locomotion très primitif qui a entravé leur développement et leur succès.

Créons définitivement Aubrac tel qu'il doit être, c'est-à-dire une station d'air irréprochable au point de vue de l'installation matérielle, travaillons au perfectionnement du sanatorium qui sera le premier sanatorium d'altitude en France, et la compagnie des chemins de fer du Midi, soucieuse de ses intérêts, se décidera bien vite à étendre son réseau jusqu'à une telle hauteur.

Je résumerai mes observations sur le climat d'Aubrac dans les conclusions suivantes : Aubrac présente deux saisons bien distinctes et bien définies qui durent chacune six mois, une saison d'hiver pendant laquelle la température est très basse, le sol est couvert d'une couche de neige ferme et dense qui augmente l'intensité du rayonnement solaire, une saison d'été pendant laquelle la température est douce et uniforme, la végétation est riche et variée, les belles journées l'emportent de beaucoup sur les journées pluvieuses et humides.

L'altitude est de 1400 mètres, l'habitat humain est rare et clairsemé, et conséquemment la raréfaction de l'atmosphère dont nous connaissons l'action physiologique en particulier sur la respiration et la circulation, la pureté remarquable de l'air dont nous avons fait ressortir les propriétés aseptiques et antiseptiques sur la plaie pulmonaire, sont deux conditions qui viennent s'ajouter aux autres pour faire d'Aubrac une station d'altitude digne de remarque et douée du privilège de répondre à la fois aux indications des climats d'hiver et des climats d'été.

Le plateau déprimé en forme de cuvette qui s'ouvre au midi sur une vallée superbe, est à l'abri sur bien des points et principalement dans la partie boisée, sur la lisière des forêts, contre les intempéries et les troubles atmosphériques qui peuvent se produire.

Du champ de l'observation passons dans le domaine de l'expérimentation.

Nous avons placé à Aubrac pendant les mois de juin, juillet, août et septembre de l'année 95, dix malades tous atteints de tuberculose pulmonaire, la plupart parvenus au troisième degré de l'affection. Nous les avons installés dans une dépendance de l'ancien monastère. C'est dire que ce sanatorium provisoire était loin de répondre à toutes les exigences de l'hygiène moderne. Cependant nous avons apporté à cette construction ancienne toutes les modifications et tous les ménagements possibles adaptés à la cure de la phtisie. Terrasse et vérandah regardant le midi et garnies de chaises-longues, crachoirs communs dans les pièces communes, crachoirs de poche, tinettes mobiles dans les water-closets, salle d'hydrothérapie, salle d'électricité, le tout a été organisé dans l'établissement. La désinfection des crachoirs et la destruction de leur contenu ont été soigneusement exécutés. Les déjections ont été transportées au loin tous les jours et jetées dans le ruisseau situé à une distance de deux cents mètres. Pour la désinfection du linge, faute d'étuve, nous avons employé l'ébullition dans une chaudière pendant au moins une heure.

Le système de chauffage usité a été le plus primitif et peut-être encore le meilleur et le plus hygiénique, c'est-à-dire le chauffage au bois dans les cheminées séculaires de l'antique abbaye. D'ailleurs le chauffage des appartements n'a été nécessaire que pendant un nombre assez restreint de jours, à cause de la température douce et uniforme qui a régné à Aubrac pendant l'eté dernier.

Les nuits tièdes et sereines ont permis naturellement d'avoir recours au procédé de la fenêtre ouverte. Cette pratique a été délaissée toutes les fois que la température extérieure a été inférieure à dix degrés au-dessus de zéro ou que la pluie et le vent ont fait leur apparition sur le plateau.

En somme tout a été mis en œuvre pour corriger les imperfections d'une vieille demeure et procurer aux malades le bien être et les chances de guérison.

Nous voulions avant tout, une première année, tâter le climat, mettre à l'épreuve l'air d'Aubrac et nous rendre compte de ce qu'il pouvait donner par lui-même dans le traitement des maladies de poitrine. *Audaces fortuna juvat.* C'est le propre des entreprises humaines de connaître un début pénible, un enfantement douloureux. Mais le succès n'attend que ceux qui ne se découragent jamais, qui luttent avec ténacité pour une idée juste, et déploient toute leur activité pour la faire triompher.

RÉSULTATS THÉRAPEUTIQUES

Les résultats thérapeutiques obtenus sur les phtisiques traités au sanatorium d'Aubrac, sont consignés dans les observations cliniques suivantes :

Observation n° 1. — Phtisie pulmonaire, 3me degré et péritonite turberculeuse.

Amélie L... 12 ans, demeurant, 10, rue Pauquet Paris.

Cette enfant se présente à ma clinique, 26, rue du Général Foy, le 2 mars 1895.

Son père est mort de turberculose pulmonaire, il y a onze ans, et était déjà phtisique avant la naissance de sa fille. La mère est atteinte de bronchite suspecte, depuis longtemps. Une sœur est morte de phtisie. Par conséquent antécédents héréditaires chargés.

Comme antécédents personnels nous relevons une fluxion de poitrine à l'âge de un mois et demi et de trois ans.

Le début de la maladie actuelle remonte au mois de janvier 1895.

L'enfant a d'abord perdu l'appétit, ses forces, son embonpoint, son entrain et sa gaîté. Elle a toussé tout l'hiver.

Il y a un mois, chute sur le ventre. Depuis cette chute, elle a ressenti des douleurs vagues et diffuses dans tout l'abdomen qui est devenu très sensible à la pression. Sensation continuelle de barre épigastrique.

État de la malade le 2 mars 1895.

Facies pâle, pommettes saillantes et rosées, amaigrissement très prononcé des membres supérieurs.

Le ventre est ballonné, dur, douloureux à la pression, surtout dans la fosse iliaque droite où il y a de la matité. Sonorité hydro-aérique sur le reste de l'étendue. On ne perçoit ni empâtement ni fluctuation.

Toux sèche, quinteuse, pas d'expectoration. Dypsnée, palpitations. Appétit nul, constipation. Sueurs nocturnes et fièvre intermittente. Poids = 40 k 500.

Rien de particulier à la poitrine. Sonorité et respiration normale dans les sommets.

Diagnostic le 2 mars 1895.

Etant donnés les antécédents héréditaires, le début lent et insidieux de la maladie, les douleurs localisées au ventre et les signes perçus par la palpation et la percussion, nous croyons à l'existence probable d'une péritonite tuberculeuse.

Traitement. — Du 2 mars au 2 mai 1895, application de compresses salées sur le ventre et injections hypodermiques quotidiennes de un centimètre cube de la solution suivante :

Gaïacol 10 gr.

Eucalyptol 10 gr.

Huile d'olives stérilisée, 100 cent. cubes.

Ce traitement a été suivi d'un résultat favorable.

Le 18 avril, le ventre présente un volume normal, est souple et très peu douloureux à la palpation. Matité dans les parties déclives, bien qu'il n'y ait pas trace d'ascite ni d'empâtement.

Cependant l'enfant maigrit, se voûte, tousse toujours et se plaint d'un point de côté à gauche.

Le 10 mai, ce point de côté a un caractère d'acuité extrême. Fièvre avec frissons et température de 38° le matin, de 39° le soir. Troubles digestifs, nausées, langue saburrale. Sommeil très agité. Faiblesse plus grande.

L'examen de la poitrine nous révèle les surprises suivantes : Submatité à gauche et en avant depuis la clavicule jusqu'au mamelon, matité dans les régions mamelonnaire et axillaires. Dans ces deux dernières régions, souffle et bouffée de râles crépitants. Submatité dans les fosses sus et sous-épineuses gauches. A droite, dans le tiers externe de la fosse sus-épineuse, souffle tubaire. Amaigrissement encore plus accentué et poids = 34 k. 500.

L'enfant nous raconte qu'elle a pris mal, il y a 15 jours, en omnibus, et qu'elle a reçu une averse, sous un arbre, auprès duquel elle est restée un quart d'heure, grelottant et toussant beaucoup.

15 Mai. - Malade vue à domicile. Temp. 38°5 à 10 heures du matin.

Matité au sommet gauche. Râles humides et presque gargouillements. Sonorité reparue et disparition des râles dans la région mamelonnaire, après l'application d'un vésicatoire.

Ventre souple, sonore, indolore sur toute l'étendue.

En somme, éclosion d'une tuberculose pulmonaire à marche rapide, à l'occasion d'un refroidissement suivi de bronchite et de congestion pulmonaire, il y a 15 jours.

Du 15 mai au 5 juillet l'état de la malade va en s'empirant de jour en jour, malgré tous les traitements mis en œuvre.

Fièvre continue, sueurs nocturnes profuses, diarrhée, vomissements, émaciation complète, progrès effrayants des lésions pulmonaires en si peu de temps. Température s'élève jusqu'à 41°.

Diagnostic le 5 juillet : phtisie pulmonaire à marche galopante.

Sur les instances de la mère et à mon corps défendant, je prends cette enfant et je l'emporte pour ainsi dire dans mes bras jusqu'au Sanatorium d'Aubrac où elle arrive le 6 juillet et reste confiée aux soins de M. Clamouse.

État de la malade à l'entrée. Poumon gauche : matité sur toute l'étendue en avant et dans la région axillaire, matité dans les fosses sus et sous-épineuses, bruit de pot fêlé dans le premier espace intercostal à une percussion forte. Souffle caverneux et gargouillements dans les deux premiers espaces, râles humides jusque dans la région axillaire. Matité et sous-crépitants dans les fosses sus et sous-épineuses.

Poumon droit : submatité en avant et en arrière dans les fosses sus et sous-épineuses, craquements dans les mêmes régions.

Ventre tendu douloureux et mat dans les fosses iliaques. Amaigrissement considérable, déviation de la colonne vertébrale, cypho-scoliose.

Appétit nul, diarrhée et vomisssements, sueurs nocturnes très abondantes, fièvre continue et irrégulière, température s'élevant parfois à 39°8. Toux sèche et quinteuse sans expectoration. Dypsnée vive. Poids = 32 k.

Traitement : cure d'air, repos au lit et sur la chaise-longue et régime lacté.

Le 2 août, époque à laquelle nous prenons la direction du sanatorium, nous trouvons notre petite malade bien améliorée. Elle se lève et marche facilement sans trop de dypsnée, a bon appétit et conserve les aliments. La diarrhée persiste, quatre à cinq selles par jour, noirâtres et liquides. La toux est diminuée. La fièvre existe encore mais avec des oscillations moins inégales de tempérarature. La taille se redresse.

M. Clamouse nous signale surtout des modifications très importantes qui se sont produites dans l'état local. Poumon droit : disparition des craquements et sonorité meilleure. Rudesse respiratoire. Poumon gauche : matité et râles humides en avant, sans autres bruits anormaux. Submatité et craquements dans la fosse sus-épineuse. Ventre plus souple et moins douloureux, encore mat dans la fosse iliaque droite. Poids : = 35 k.

L'amélioration constatée le 2 août s'accentue de plus en plus, surtout la fièvre et la diarrhée disparaissent peu à peu, la toux devient très rare, la taille se redresse complètement et les habitants d'Aubrac sont surtout frappés de ce détail. Les sueurs nocturnes ont disparu dès les premiers jours, fait que nous avons constaté chez d'autres malades.

Par conséquent, sous l'influence unique d'un air pur, les symptômes caractéristiques des états infectieux, fièvre, diarrhée, vomissements, sueurs nocturnes disparaissent. L'appétit et les forces reparaissent et la plaie pulmonaire se modifie et se cicatrise rapidement.

Le 1er octobre, date de la sortie du Sanatorium, la malade ne présente plus que les signes stéthoscopiques suivants : matité et diminution considérable d'intensité au sommet gauche en avant. Pas de souffle et pas de râles, encore moins de gargouillements, le ventre est souple et indolore. Zône de submatité dans la fosse iliaque droite.

Les fonctions digestives sont normales et les selles sont dures et bien liées.

Pas de fièvre, pas de sueurs nocturnes, très peu de dypsnée.

La malade se tient droite et pèse 35 kilogr.

Nous rapportons intégralement le tracé de la température axillaire prise tous les jours, matin et soir.

Remarques. Le cas de cette phtisie aigüe, galopante dans ses allures, virulente au plus haut degré, enrayée dans un temps relativement très court et améliorée par trois mois à peine de cure d'altitude, est typique et très instructif. Il est une preuve manifeste et éclatante de la valeur thérapeutique d'un air pur mis en contact permanent avec les plaies pulmonaires les plus avancées.

Dans un milieu aseptique que seul un air pur peut créer, le bacille de la tuberculose n'a pu trouver les éléments favorables à son existence et conséquemment cultiver et secréter les poisons ou toxines qui sont la cause principale de l'infection et de la ruine de l'organisme.

Nous voyons les symptômes de la scepticémie tomber peu à peu, presque avec une précision mathématique. Un simple coup d'œil jeté sur le graphique des températures matinales et vespérales nous renseigne sur la marche de la fièvre, cette manifestation principale de tous les états infectieux. A partir du deuxième mois, les oscillations sont moins irrégulières et moins élevées.

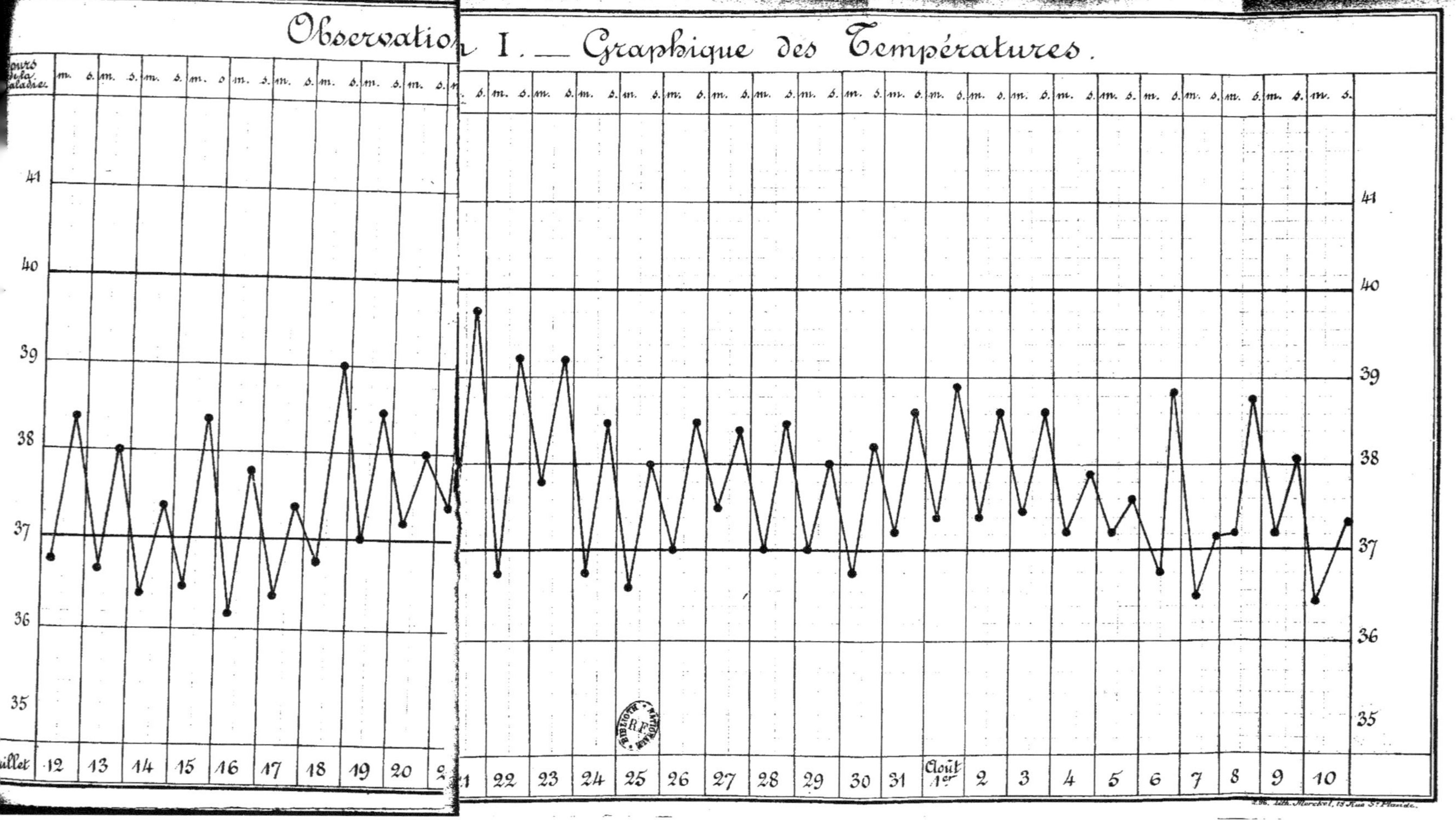
Observation I. — Graphique des Températures.
Jours de la maladie.
Juillet
12 13 14 15 16 17 18 19 20 21 22 23 24 25 26 27 28 29 30 31
Août 1er
2 3 4 5 6 7 8 9 10
m. s.
35 36 37 38 39 40 41

Observation II — Graphique des Températures.

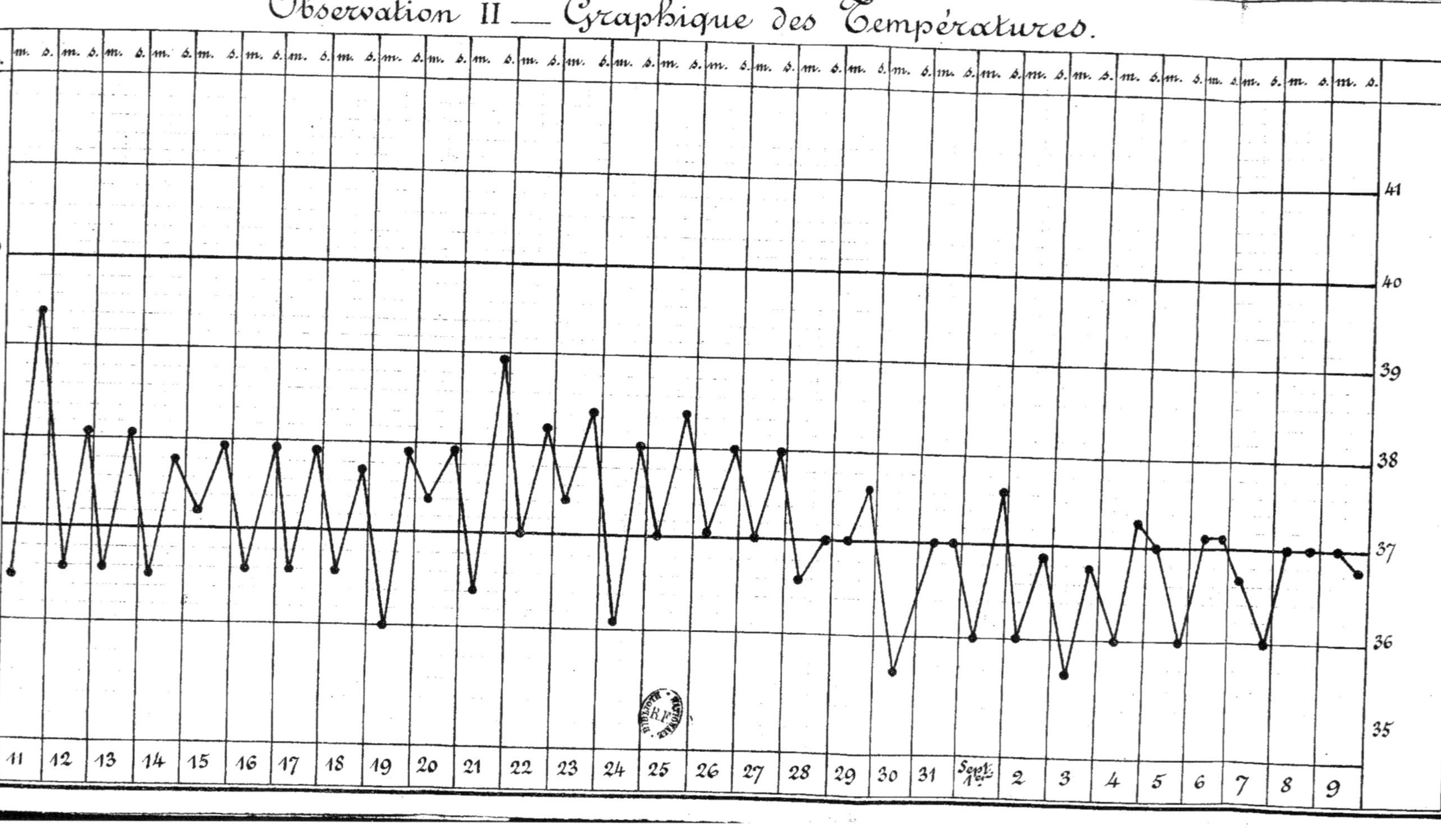

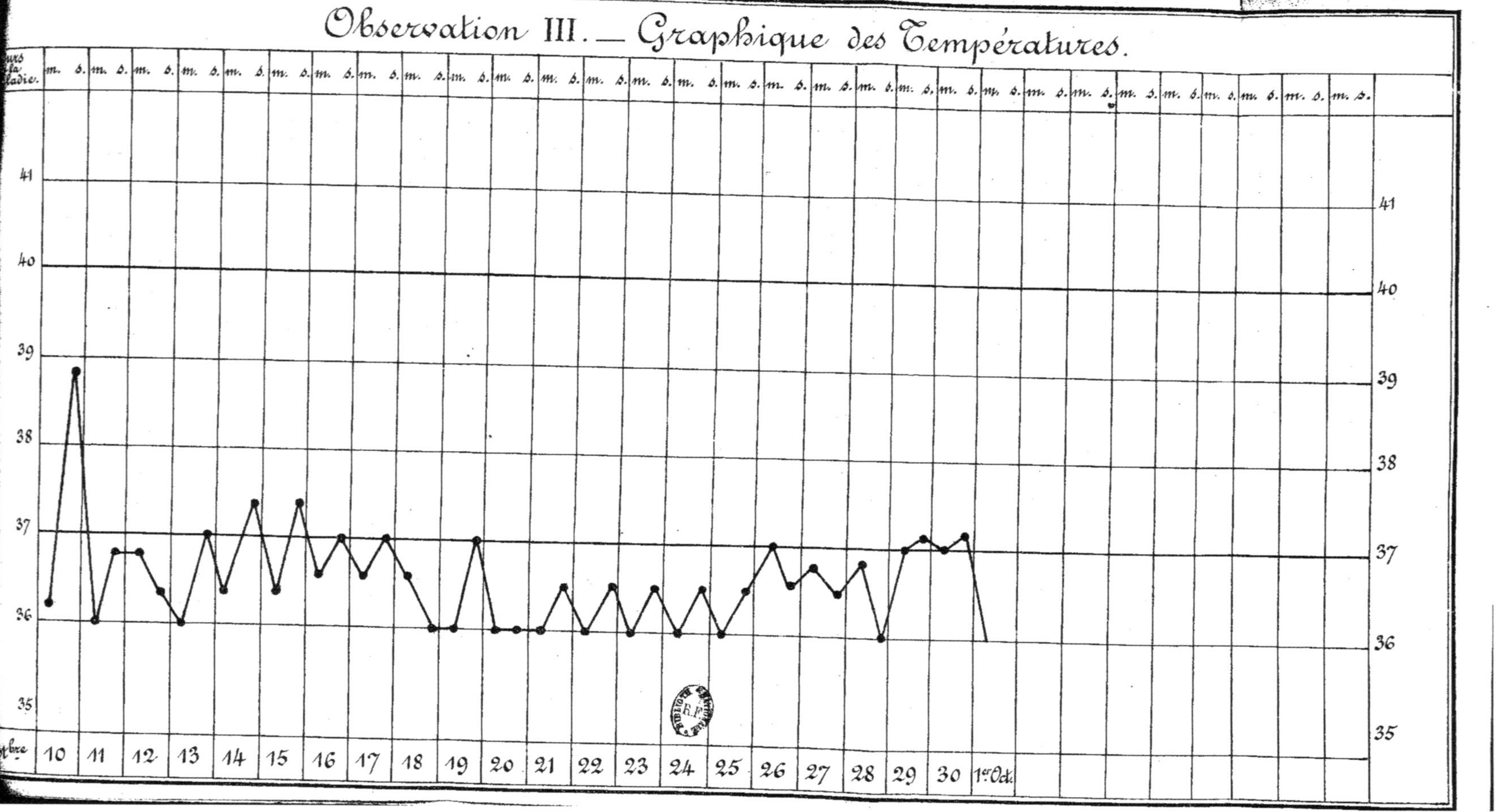
Observation III. — Graphique des Températures.
m. s.
41
40
39
38
37
36
35
10
11
12
13
14
15
16
17
18
19
20
21
22
23
24
25
26
27
28
29
30
1er Oct.

Dès le commencement du troisième mois jusqu'à la fin, elles se maintiennent entre 36° et 37°. Les plus hautes élévations de température ont coïncidé le plus souvent avec un stationnement prolongé en plein soleil, fait digne de remarque, parfois avec un écart de régime très compréhensible chez une enfant indocile qui saisissait toutes les occasions d'échapper à la surveillance et de mettre la main sur les friandises qu'elle convoitait, fruits crus et gâteaux indigestes. Les sueurs nocturnes ont disparu dès les premiers jours. Les vomissements et la diarrhée ont cessé complètement et les selles sont devenues normales dès le début du second mois. L'augmentation de poids à été progressivement ascendante. La cyphose s'est corrigée insensiblement.

L'amélioration n'a pas été seulement symptomatique mais encore anatomique. Les lésions pulmonaires se sont modifiées et circonscrites dans des proportions très appréciables par les moyens d'investigation que la clinique met à notre service, c'est-à-dire la percussion et l'auscultation. Les craquements et la submatité ont disparu au sommet droit, le souffle caverneux et les gargouillements, au sommet gauche. Dans ce dernier département de l'appareil respiratoire nous n'avons perçu en dernier lieu que de la submatité et une respiration très faible, très voilée.

Le traitement a été unique et exclusif, la cure d'air marchant de pair avec un régime diététique aussi sévère que possible dans lequel le lait tenait la première place. L'asepsie pulmonaire obtenue au moyen de l'air pur a suffi et a répondu à notre attente.

Certes notre petite malade n'était pas complètement guérie quand elle a quitté le Sanatorium. Mais il y a tout lieu de croire que, si elle avait pu prolonger son séjour à Aubrac, elle aurait obtenu une guérison complète.

Faut-il espérer que tous les cas de phtisie aigüe retireraient du séjour dans les hautes altitudes le même bénéfice que le cas présent ? Nous ne pouvons rien présumer et conclure d'après une seule observation.

N'oublions pas au reste que nous sommes ici en présence d'un enfant, d'un organisme jeune dont la vitalité et la force de réparation sont plus grandes. Personne n'ignore en effet que la phtisie des enfants donne plus de prise à la thérapeutique que celle des adultes, que l'on voit assez souvent des enfants porteurs de lésions pulmonaires, de cavernes très étendues et possesseurs quand même des attributs extérieurs de la santé.

En outre, la cure s'est opérée pendant les mois de l'été et assurément le séjour d'emblée des phtisiques sur les hauteurs est bien moins périlleux pendant la belle saison que pendant l'hiver.

Ces réserves faites, nous ne pouvons nous empêcher d'admirer le merveilleux effet de l'air pur sur une tuberculose pulmonaire aussi grave et aussi avancée que celle de l'enfant qui nous occupe.

La malade rentrée à Paris le premier octobre a conservé pendant un mois dans toute son intégrité les bénéfices de la cure d'altitude. Mais, autant l'air d'Aubrac est pur et vivifiant, autant l'air de Paris est toxique et fatal pour les tuberculeux.

Après un mois de séjour dans la capitale, les symptômes fâcheux d'une nouvelle intoxication ont reparu insensiblement, d'abord la fièvre, puis les sueurs et les troubles digestifs. Les râles humides et les gargouillements ensuite ont été perçus au sommet gauche.

Cette rechute, loin d'amoindrir la valeur de notre observation, ne fait que la confirmer. Elle est, si l'on peut s'exprimer ainsi, la contre-épreuve qui n'apporte pas évidemment à la malade un avenir bien consolant, mais qui apporte un appui nouveau à la théorie que nous avons développée, à savoir que la première condition à remplir pour arriver à la guérison des plaies pulmonaires est l'asepsie c'est-à-dire la pureté parfaite du milieu ambiant. Autant que l'on peut en juger par l'observation précédente que j'appellerai une observation-type, tant elle est probante et précise, l'air d'Aubrac possède au plus haut degré cette qualité.

Notre distingué confrère, le Docteur R. Flamm qui a donné ses soins à la malade dont nous venons de relater l'histoire pathologique, nous écrit à la date du 2 novembre 95, la lettre suivante :

CHER CONFRÈRE,

« J'ai vu la petite Amélie Launay la dernière fois
« avant son départ pour Aubrac, le 3 juillet 1895,
« dans un état de faiblesse extrême et je me de-
« mandais même si elle supporterait les fatigues
« du voyage. C'est avec d'autant plus de plaisir que
« j'ai pu constater à son retour, vers le 27 octo-
« bre 1895, qu'elle marchait presque droit (ce qui
« ne fut pas le cas à son départ) et que tout son
« état général était sensiblement amélioré. J'ai
« seulement regretté que la petite ait été obligée
« de rentrer à Paris. Je vous félicite du succès que
« vous avez obtenu et vous prie, cher confrère,
« d'agréer l'expression de mes sentiments les plus
« distingués. »

Docteur FLAMM,
65, Avenue Marceau, 65

Observation N° 2. — Mme Marguerite F... âgée de 46 ans, demeurant à Paris, 42, rue de Turbigo.

Tuberculose pulmonaire au 3me degré, bilatérale et prédominante à droite.

Antécédents héréditaires : Père mort d'un anévrisme. Mère bien portante, morte à la suite de grands chagrins.

Antécédents personnels : Aucune maladie dans l'enfance et la jeunesse. Réglée à 16 ans, régulièrement et sans douleur.

Mariée à 20 ans, elle a été bien portante jusqu'à

l'âge de 30 ans où, à la suite d'une fausse couche non soignée, elle a eu une péritonite partielle très grave qui a mis les jours de la malade en danger.

A 31 ans, quatrième et dernier accouchement suivi d'hémorrhagies très abondantes qui ont duré pendant 3 mois. Depuis cette époque, ménorrhagies considérables pendant huit jours.

La malade a toujours eu un faible appétit et a passé la plus grande partie de son existence dans un magasin étroit, privé d'air et de lumière.

Le début de la maladie actuelle paraît remonter à 10 ans. Accompagnant une de ses amies chez le Docteur Tison, médecin de l'Hôpital St-Joseph, elle a été examinée et déclarée tuberculeuse par le praticien distingué dont le diagnostic est sûr et dont le talent est fort apprécié.

Notre malade, malgré les avis du Docteur Tison, ne s'est pas soignée.

Fatiguée et anémiée de plus en plus, souffrant beaucoup du côté droit de la poitrine, elle est venue nous consulter, pour la première fois, au mois d'avril 1893.

L'état général est mauvais, l'appétit fait entièrement défaut et les digestions sont anormales, accompagnées de pesanteur, coliques et éructations gazeuses. Les forces sont considérablement atténuées, le facies est pâle et amaigri.

Toux, dypsnée, expectorations peu abondantes et muco-glaireuses.

L'examen de la poitrine révèle les lésions pulmonaires suivantes : matité sur la moitié supérieure du poumon droit, souffle caverneux et gros râles humides en avant, râles sous-crépitants et respiration soufflante dans les fosses sus et sous-épineuses et la gouttière scapulo-vertébrale. A gauche, submatité, rudesse respiratoire et expiration soufflante au sommet.

Rien au cœur.

Pas de fièvre.

Type de phtisie chronique, lente, apyrétique.

Fibrôme utérin du volume du poing, fibrôme interstitiel, hémorrhagique, remontant à trois travers de doigt au dessus de la symphyse pubienne.

Notre premier soin est de combattre les hémorrhagies utérines, cause d'affaiblissement et de moindre résistance de l'organisme. Nous obtenons un succès complet au moyen du traitement électrique appliqué suivant la méthode d'Apostoli. Après vingt séances de galvano-caustiques intra-utérines, très bien supportées à l'intensité de 60 à 100 milliampères, les règles, qui duraient huit jours en pertes très abondantes, ne durent plus que quatre jours et ne sont abondantes que les deux premiers jours. Quelques séances ultérieures très espacées ont suffi pour maintenir le résultat dans son intégrité.

La forme clinique de la tuberculose pulmonaire se prêtant admirablement à l'administration de la créosote, nous avons institué le traitement quotidien par les injections hypodermiques de gaïacol et d'eucalyptol associés à parties égales dans une solution huileuse stérilisée. Nous avons eu recours de préférence à la voie hypodermique à cause du mauvais état des fonctions digestives.

Ce traitement a été suivi régulièrement pendant deux ans et a eu pour résultats, la diminution très notable de la toux, l'abolition presque complète de l'expectoration, la diminution de la dypsnée, la disparition des râles sous-crépitants dans les fosses sus et sous-épineuses et des râles humides dans les deux premiers espaces intercostaux du sommet droit. La région mamelonnaire droite est toujours restée le foyer de râles sous-crépitants. La respiration a toujours conservé le caractère rude et soufflant dans les sommets.

Malgré l'arrêt des ménorrhagies et l'amélioration des signes physiques et fonctionnels de la poitrine, l'état général de la malade a laissé à désirer, et, peu à peu, l'anémie a pris des proportions considérables à tel point qu'au printemps de l'année 95, la patiente s'alite et ne quitte plus son lit.

L'antisepsie quotidienne des voies respiratoires a été insuffisante pour combattre l'intoxication générale de l'organisme chez une malade qui a vécu dans les conditions hygiéniques les plus défectueuses, dans un magasin dont l'atmosphère était viciée, lourde et très peu renouvelée.

Nous lui proposons la cure d'air à Aubrac. Elle accepte et supporte assez bien les fatigues du voyage.

Elle a fait au Sanatorium un séjour de quatre mois, du 1er juin au 1er octobre 95.

L'analyse bactériologique des crachats faite le 20 Mai 1895 par M. Gilbert, professeur agrégé à la Faculté de médecine de Paris, démontre l'existence de très nombreux bacilles de Koch.

Le même examen renouvelé en octobre, après la sortie du Sanatorium, démontre encore l'existence des mêmes bacilles, mais moins nombreux.

L'effet de la cure d'air à Aubrac a été surtout le relèvement de l'état général et des forces. La malade a pu se lever dès le quinzième jour et au mois d'août elle a pris part aux excursions, sans fatigue et sans dypsnée.

Du côté de l'état local, nous avons constaté un seul changement favorable, la sonorité reparue au sommet droit. Mais la respiration reste rude et soufflante aux deux sommets et les râles sous-crépitants n'ont pas disparu dans la région mamelonnaire droite.

D'Aubrac la malade est allée en Touraine où elle conserve les bénéfices de son amélioration.

Le docteur Poussié d'Onzin qui l'a vue et examinée en Novembre 1895, a été fort surpris des modifications favorables qui se sont produites dans son état.

Remarques. — L'ancienneté de la maladie, sa forme clinique indiquaient la cure d'altitude mais une cure très longue, beaucoup plus étendue que la durée de 4 mois. Le climat d'Aubrac a eu un rôle actif. Le climat de plaine de la Touraine joue un rôle conservateur. Une nouvelle cure suffisamment prolongée dans les altitudes est le meilleur traitement à l'avenir.

Observation n° 3. — Tuberculose pulmonaire au 3me degré.

M. Charles M... agé de 30 ans, négociant, demeurant à Paris, 43, rue de Turbigo.

Se présente à la clinique, 26, rue du Général Foy, le 15 novembre 1894.

Pas d'antécédents héréditaires et personnels.

A toujours été bien portant jusqu'au début de la maladie actuelle qui remonte au mois de mars 1895 et s'est manifestée d'abord par de la toux, de la gêne respiratoire et une déchéance progressive des forces et de l'état général.

A traité d'abord son rhume négligé par des tisanes de bourgeons de sapin et de feuilles d'eucalyptus et en dernier lieu par les capsules Cogniet à l'eucalyptol, iodoforme et créosote.

Amélioré par ce traitement et un séjour à la campagne pendant l'été, a rechuté à Paris dès l'arrivée des premiers froids et des brouillards.

État du malade le 15 novembre 1894 : Retour de la toux, de l'expectoration, de la dypsnée qui est intense. En outre, palpitations, sueurs nocturnes, fièvre (38° le soir), amaigrissement notable, ongles hippocratiques. Poids : 56 kil. 300.

L'examen de la poitrine révèle les signes physiques suivants : Poumon gauche. Submatité en avant et dans les fosses sus et sous-épineuses. Diminution d'intensité du murmure respiratoire, expiration prolongée, rudesse, craquements en avant et dans les fosses, retentissement de la voix et de la toux.

Poumon droit : rudesse respiratoire, expiration prolongée, retentissement de la voix et de la toux.

Les crachats examinés par M. Brenance, assistant, renferment des bacilles de Koch en quantité appréciable.

Soumis au traitement quotidien par les injections hypodermiques de gaïacol et d'eucalyptol, le malade est rapidemet amélioré, à tel point qu'à la fin novembre, la fièvre a disparu, le poids a augmenté de 1 kil. 300, les craquements ne sont perçus après la toux que dans la fosse sus-épineuse gauche.

Le malade se croyant à tort guéri commet des imprudences et rechute fin décembre. Les craquements ont reparu au sommet gauche en avant et dans la fosse sus-épineuse et des râles sous-crépitants sont perçus dans les régions mamelonnaire et axillaire. Le facies est redevenu bronzé, terreux, comme avant le traitement. Température = 37° 7, à 7 heures du soir.

Le 8 janvier 1895, le malade avait quitté définitivement Paris et se rendait à Graulhet, Tarn, son pays d'origine.

Il continue le traitement commencé à la clinique sous la direction du Docteur de Pémille et fait des progrès considérables que notre excellent confrère nous annonce au fur et à mesure.

En avril 1895, la toux, l'expectoration, la dyspnée et les sueurs nocturnes ont disparu. Pas de fièvre. Excellent état général.

Le malade suspend à nouveau le traitement et reprend la direction de ses affaires, se fatigue beaucoup en voyage et dans la surveillance de sa maison de commerce.

Grave rechute fin mai 1895. Pour la première fois, hémoptysies très abondantes qui jettent le malade dans un état de faiblesse considérable.

Nouvelle et troisième reprise du traitement qui cette fois n'est plus suivi des mêmes résultats.

Le patient découragé nous arrive brusquement à Aubrac, le 18 août 95.

Il a le facies et l'habitus extérieur du phtisique à la période consomptive. Le teint est bronzé, les joues et les tempes sont creuses, les pommettes saillantes, l'amaigrissement est effrayant, les sueurs nocturnes sont profuses, les fonctions digestives sont à peu près nulles et souvent les vomissements surviennent après les quintes de toux. Celle-ci est fréquente, profonde et pénible, l'expectoration est abondante, jaune et purulente.

A la percussion, nous trouvons de la matité sur toute l'étendue du poumon gauche, à l'auscultation, des râles humides de haut en bas.

Pas de fièvre.

Le malade est très affecté et très préoccupé par ses affaires commerciales.

Nous lui donnons quelques injections hypodermiques de gaïacol, qui sont très mal supportées et sont suivies de transpirations très abondantes et de grande faiblesse. Nous renonçons à cette méthode de traitement dès le troisième jour et nous conseillons exclusivement la cure d'air.

Le malade renaît visiblement à l'altitude de 1400 mètres. Séduit par la beauté du climat il se promène sur le plateau, va respirer dans les bois et reste sur la chaise-longue en plein air jusqu'à minuit. Il garde sa fenêtre ouverte et se lève à 9 heures du matin.

Dès la première nuit, les sueurs ont disparu, la toux a diminué, l'expectoration est devenue peu à peu moins abondante, les gros crachats nummulaires ont été remplacés par des crachats plus petits, arrondis, du volume d'un petit pois. Les râles humides se sont modifiés et ont fait place à des craquements secs.

L'appétit a reparu et les digestions ont pris un caractère normal.

Très rapidement amélioré le malade, toujours absorbé par ses affaires commerciales, quitte le sanatorium le 12 septembre, après 25 jours de traitement.

De Graulhet où il est revenu il nous traduit sa satisfaction par les lignes suivantes : « Depuis que je suis arrivé à Graulhet je ne tousse presque plus. Tous mes amis m'ont trouvé bien changé à mon avantage au point que deux ou trois malades de mon genre qui ont été soit à Cauterets, soit à La Bourboule, soit au Mont Dore ont bien regret de n'être pas venus à Aubrac !! Puissions-nous, Monsieur le Docteur, arriver à une guérison complète à la saison prochaine. »

L'enthousiasme de ce malade charmé de sa cure à Aubrac se reflète forcément dans l'observation que nous venons de relater, mais toute exagération mise à part, nous relevons avec plaisir cette amélioration rapide et très sensible d'un phtisique désespéré et complètement délabré. Le Docteur de Pémille continue à nous donner des renseignements très satisfaisants sur son compte. Le malade qui auparavant se tenait calfeutré dans ses appartements, applique chez lui la cure d'air dans toute sa rigueur et c'est là, ainsi que nous l'avons dit dans un précédent chapitre, un des principaux avantages du séjour des tuberculeux dans un sanatorium.

Observation n° 4. — Mlle Louise B... âgée de 17 ans, sans profession, demeurant à Paris, 69, rue d'Alésia.

Tuberculose des sommets, 1er degré.

Antécédents héréditaires. — Père mort de tuberculose pulmonaire à l'âge de 46 ans. Une sœur morte de la même maladie à l'âge de 18 ans. Mère vivante et bien portante.

Réglée à 15 ans irrégulièrement. Règles souvent en retard, précédées de dysménorrhée consistant en coliques.

Le début de la maladie actuelle remonte à un an. Anémie et faiblesse générale à partir de cette époque.

Depuis six mois, apparition d'une petite toux, sèche, quinteuse, non suivie d'expectoration.

Examen de la poitrine. Submatité légère aux deux sommets, plus accentuée à gauche sous la clavicule. Diminution d'intensité du murmure respiratoire, inspiration courte, expiration prolongée.

En raison des antécédents héréditaires, nous nous croyons autorisé à porter le diagnostic d'anémie symptomatique d'une tuberculose pulmonaire au début.

La malade entre au Sanatorium le 3 août et y séjourne jusqu'au 1er octobre, sans autre traitement que la cure d'air et une bonne alimentation.

Le résultat obtenu a été excellent et complet.

La toux a disparu, l'état général est devenu très satisfaisant et s'est modifié du tout au tout. Le murmure respiratoire est devenu ample et moelleux aux deux sommets, la sonorité a repris sa tonalité normale.

On peut objecter à cette observation que l'analyse des crachats fait défaut et que le diagnostic clinique n'est pas suffisant. Mais alors il faudrait renoncer à traiter la plupart des tuberculeux du premier degré sous prétexte que la preuve n'est pas faite par la constatation du bacille et attendre que ce bacille apparaisse c'est-à-dire que le ramollissement des lésions pulmonaires se produise. Le praticien doit se contenter des signes stéthoscopiques en l'absence d'expectoration, signaler le danger et le conjurer. Il est tout-puissant à la première période du processus tuberculeux et peut compter comme succès et comme guérison les cas pareils à celui que nous relatons.

Observation n° 5. — M. Joseph G... âgé de 27 ans, employé de bureau, demeurant à Paris, 29, rue du Retrait.

Empyème. Opération d'Estlander

Observation prise par M. Clamouse, interne provisoire des hôpitaux de Paris.

Antécédents héréditaires : Pére mort d'une maladie de cœur. Mère morte d'une attaque d'apoplexie. Douze frères ou sœurs dont trois morts, en bas âge, de maladies inconnues du malade. Un, mort à 30 ans, un, à 28 ans, un troisième, à 23 ans, un quatrième, à 8 ans, de maladies ignorées. Deux frères et une sœur bien portants. Une sœur affectée d'une maladie de cœur.

Antécédents personnels : N'a jamais fait de maladie sérieuse avant 1894, mais il a toujours eu une petite toux sèche, quinteuse que l'on a considérée sans importance.

Le 14 juillet 1894, à la suite d'une promenade, le malade se sent mal en train, il éprouve des frissonnements. Cet état de fatigue persiste jusqu'au 22 juillet, jour où le docteur Saunal voit le malade et ne trouve rien de particulier dans la poitrine. Le 29 juillet, M. Saunal revoit le malade qui est plus souffrant, il diagnostique une pleurésie gauche pour laquelle il fait une ponction d'urgence et retire environ 2 lit. 1/2 de liquide séro-fibrineux. A la suite de cette ponction le liquide se reforme rapidement et on applique trois vésicatoires coup sur coup.

Pendant ce temps le malade maigrit, perd ses forces, présente de la fièvre le soir et une anorexie presque absolue. Il garde le lit.

Deuxième ponction le 26 août et on retire environ un demi-litre de liquide louche, épais, pas purulent cependant et mélangé d'air.

A la suite de cette ponction, le malade se lève un peu, prend quelque nourriture et sort quelques instants mais il souffre toujours du côté gauche, respire avec peine, est essoufflé et présente de la fièvre vespérale.

Je vois le malade les 4, 7, 11 et 14 septembre. A ce moment, en dehors de l'état général mauvais du malade avec le facies terreux qui fait soupçonner, vu le résultat de la dernière ponction, une pleurésie purulente, je constate une ampliation considérable et l'œdème de la paroi thoracique gauche. La matité s'élève jusqu'à l'angle de l'omoplate, le cœur est légèrement dévié à droite, le 14 septembre, la pointe bat près du bord gauche du sternum. Souffle et pectoriloquie aphone. Fièvre vespérale oscillant entre 38 et 39°.

L'état général devenant de plus en plus mauvais et l'épanchement augmentant, le malade entre le 23 sept. à l'hôpital St-Joseph, dans le service de Monsieur Le Bec, chirurgien de cet hôpital.

Le 27 sept. le Docteur Le Bec pratique l'opération de l'empyème et donne issue à plusieurs litres de pus épais, crémeux et d'odeur infecte.

Le malade passe 15 jours au lit, et l'état général s'améliorant, bien que l'écoulement soit toujours très abondant, le malade sort tous les jours un peu.

Opération d'Estlander pratiquée par le même chirurgien, le 21 décembre. Résection de six fragments de côte.

A la suite de cette intervention, le malade demeure couché 15 jours, mais la fièvre tombe complètement, l'état général s'améliore de jour en jour, l'appétit et les forces reparaissent. Toutefois il s'écoule toujours beaucoup de liquide purulent par les drains, le malade s'essouffle facilement et le moindre effort le fatigue. Les forces n'augmentent que lentement. La respiration reste lontemps imperceptible dans le poumon gauche. En même temps le malade souffre d'un point de côté sous le mamelon gauche avec irradiation dans le bras du même côté.

Le 31 mai 1895, le malade part pour Aubrac. Le matin même de ce jour, le Docteur Le Bec l'a ausculté et lui aurait dit que la respiration commençait à s'entendre au niveau de la gouttière scapulo-vertébrale.

Examen de la poitrine, le 13 juin 95.

Submatité dans les deux espaces intercostaux en avant, dans les fosses sus et sous-épineuses en arrière. Matité complète sur le reste de l'étendue.

Le murmure respiratoire s'entend à peine, très faible dans le 1/3 supérieur, il est aboli dans les 2/3 inférieurs.

Le malade est encore assez facilement essoufflé mais il dort assez bien et mange convenablement ; il n'a pas de fièvre, souffre toujours d'un point mamelonnaire avec irradiations dans le bras gauche, Il pèse 62 k.

L'écoulement est assez abondant et nécessite un pansement tous les deux jours. Les drains d'une longueur de 12 et 10 cent. pénètrent assez facilement et ne sont pas rejetés dans l'intervalle des pansements. Je pratique des lavages avec une solution d'acide phénique faible. Il s'écoule un pus très liquide, jaune-sale et rarement des fausses membranes, à peine quelques débris.

Ces pansements et la cure d'air ont constitué tout le traitement.

Dans la suite l'écoulement diminue surtout lorsque j'ai remplacé les lavages à l'acide phénique par ceux à l'eau bouillie.

A partir de la fin juin je ne fais plus que deux pansements par semaine.

Examen le 8 juillet, six semaines après l'entrée du malade au Sanatorium.

La respiration s'entend dans toute l'étendue du poumon, ample et moelleuse dans le 1/3 supérieur, voilée dans les 2/3 inférieurs. Sonorité normale en avant dans les deux premiers espaces intercostaux et en arrière dans la fosse sus-épineuse, matité dans la région axillaire, submatité sur le reste de l'étendue.

Le malade ne souffre plus, dort bien, a très bon appétit, peut faire de longues courses sans trop de fatigue, jusqu'à 20 Kilomètres. Le facies est coloré et les forces augmentent de jour en jour. Son poids = 63 k. 200.

État du malade à la sortie du Sanatorium, le 12 septembre 1895.

Malade complètement transformé tant au point de vue de l'état général que de l'état local.

Facies très coloré, retour complet des forces et de la vigueur, fonctions digestives normales, amaigrissement disparu. Poids = 64 k.

Sonorité normale en avant jusqu'au mamelon, en arrière dans les fosses sus et sous-épineuses, submatité dans la région axillaire et à la base.

Respiration normale dans la moitié supérieure du poumon, diminuée d'intensité à la base et à la moitié inférieure de l'aisselle. La sonde cannelée introduite perpendiculairement dans la plaie rencontre le poumon à une profondeur de 5 centimètres et participe aux mouvements d'expansion de cet organe. Poussée dans une direction oblique de bas en haut et, en arrière elle glisse profondément dans un trajet fistuleux, cause probable de la persistance de la suppuration. Les côtes sectionnées se sont soudées en pointe formant une saillie extérieure et en quelque sorte, un pont osseux, un diverticulum anormal de la cage thoracique que le poumon ne pourra jamais combler.

Cet organe a repris son développement et son volume normaux. Réduit primitivement à l'état de moignon, puisque la respiration était abolie sur les 4/5 de l'étendue, il s'est reconstitué en grande partie sous l'influence de l'air raréfié des hauteurs.

C'est là un résultat très appréciable qui facilitera la cure complète que le chirurgien seul peut obtenir.

L'air pur d'Aubrac a complètement relevé l'état général du malade et l'a peut-être sauvegardé contre l'invasion définitive de la tuberculose dont la pleurésie est le plus souvent une première manifestation.

Le Docteur Le Bec qui a examiné le malade, à son retour d'Aubrac, a constaté, comme nous, le développement complet du poumon gauche.

Observation N° 6. — Prise par Monsieur Clamouse, interne provisoire des Hôpitaux de Paris.

M. Georges R... 32 ans, dessinateur, demeurant à Saint-Cloud. Seine et Oise.

Dilatation des bronches. Tuberculose pulmonaire, premier degré. Neurasthénie.

Antécédents héréditaires. — Mère morte d'un érysipèle, en 1892, dans un asile d'aliénés où elle était internée, depuis 20 ans. Père souffre beaucoup de l'estomac, très nerveux, très impressionnable. Grand père paternel mort d'un cancer à l'estomac. Plusieurs frères et sœurs morts en bas âge. Une sœur âgée de 20 ans, nerveuse, anémique.

Antécédents personnels. — Enfant, le malade était faible, chétif, pusillanime, très impressionnable, sujet aux syncopes. Collégien, il était sombre, taciturne, fuyait ses camarades, n'a jamais aimé les exercices corporels ni le jeu. La littérature et les arts d'agrément n'exigeant pas d'efforts corporels, lui plaisaient: par contre, il n'avait aucun attrait pour les sciences mathématiques.

Toutefois il n'a jamais fait de maladie sérieuse avant 25 ans.

En 1883, il tire au sort et est ajourné comme faible de constitution. Il fait ses deux dernières années de service militaire dans les chasseurs à pied. Au régiment il n'a jamais pu effectuer une marche complète, alors même qu'il ne portait pas l'ordonnance, et cela, à cause de la grande faiblesse, de la grande lassitude qu'il ressentait.

Durant l'hiver 1887/88, le malade contracte une bronchite qui s'accompagne d'une expectoration abondante, continuelle, fétide, expectoration qui a persisté depuis, mais qui, à ce moment, était moins accusée qu'elle ne l'a été dans la suite.

Il quitte le régiment en septembre 1888 et rentre dans la vie civile où il n'a jamais pu occuper une situation fixe à cause de l'expectoration et de l'état de faiblesse. Cependant il n'a jamais perdu son embonpoint, il a toujours eu un excellent appétit et s'est longtemps nourri de farines, de lentilles et de principes toniques.

En novembre 1891, lors de la mort de sa mère, à la suite de fatigues et d'un refroidissement, il fait une maladie aigüe, violente, sur laquelle il ne peut fournir d'autres renseignements, si ce n'est qu'il avait une fièvre intense avec délire. A ce moment il était soigné à Moutiers-sur-Saulx (Meuse). Durant la convalescence de cette maladie, l'expectoration cesse complètement, les forces et l'appétit reviennent rapidement.

En décembre 91, il rentre à Paris ; toux et expectoration reparaissent aussitôt et le malade arrive à cracher jusqu'à un litre de mucosités par jour. Jugeant l'air de Paris nuisible à sa santé, le malade va habiter divers endroits de la banlieue parisienne.

En 1893, lors de ses 28 jours, il est réformé, pour tuberculose pulmonaire.

Très affecté par ce diagnostic il est tombé peu à peu dans la neurasthénie.

Traitements antérieurs. — Tout d'abord il a pris la liqueur de Fowler, plus tard, l'huile de foie de morue, il a eu ensuite des injections sous-cutanées d'acide phénique (méthode du Docteur Desclat). Depuis 5 ans, il affirme n'avoir pas fait un seul repas sans prendre de créosote et avoue en avoir abusé. Il a pris aussi de l'opium à une époque et en réclame fréquemment encore. En dernier lieu il a été traité pendant 8 mois par les injections hypodermiques de gaïacol et d'eucalyptol. Lui-même s'est piqué et a eu plusieurs abcès.

État du malade à l'entrée dans le Sanatorium, c'est-à-dire le 1er juin 1895.

Le symptôme dominant est une expectoration très abondante, véritable bronchorrée qui se mesure par 2 litres quotidiens d'un liquide muqueux dans lequel surnagent des matières purulentes et se séparant en trois couches, comme dans la dilatation des bronches. Cette expectoration se fait sans effort et presque sans toux.

Examen de la poitrine. A la percussion on relève une légère submatité au niveau des gouttières scapulo-vertébrales. Au même niveau et surtout à gauche, on entend, à certains moments, quelques râles muqueux fins. On en relève aussi quelques-uns au niveau de la bifurcation de la trachée (union des deux premières pièces du sternum).

L'analyse bactériologique des crachats démontre l'existence de quelques bacilles de Koch, des staphylocoques très nombreux, à l'infini, des globules de pus et des cellules épithéliales.

L'état général paraît excellent. Le teint est fleuri

et l'embonpoint considérable pour un jeune homme de 30 ans. Le poids est de 88 k. 500.

Le malade se lamente sans cesse sur cette expectoration qui l'affaiblit et l'épuise, fait à tout venant le récit détaillé de ses maux passés et présents, interroge le médecin et lit avec avidité les ouvrages de médecine. Il se plaint de céphalalgie et éprouve la sensation du casque, des défaillances et des crampes d'estomac, la nuit il a des moments de défaillance et d'angoisse et la sensation de la mort imminente. Les facultés viriles sont entièrement abolies. En un mot, il présente les symptômes de la neurasthénie.

Il a un excellent appétit et mange au moins deux fois comme un homme ordinaire, aux principaux repas d'abord, dans l'intervalle des repas et la nuit ensuite.

Traitement : cure d'air. Le malade ne peut se soustraire à ce traitement, heureusement le plus efficace en pareil cas et le seul régulièrement suivi. Il a pris quelques injections hypodermiques de gaïacol, de liquide organique de Brown-Séquard, deux ou trois bains électro-statiques et a vite délaissé ces moyens thérapeutiques.

Il a été très amélioré au point de vue de la bronchite, amélioré au point de vue de la neurasthénie.

Il s'est rendu à l'évidence et a reconnu tout de même que l'air d'Aubrac qu'il jugeait trop vif pour sa poitrine délicate, a presque entièrement aboli l'expectoration.

A la fin de septembre, ce n'est plus trois litres de sécrétions bronchiques qu'il évacue mais un demi-verre de mucosités, exemptes de tout produit de suppuration.

Retour des facultés viriles et disparition de la céphalalgie.

Les crachats examinés à la sortie par M. Lafont dénotent encore la présence de quelques rares bacilles.

Observation N° 7. — Madame Philomène C. 28, ans demeurant à Paris, rue Hamelin n° 17.

Tuberculose pulmonaire bilatérale, 3me degré.

Antécédents héréditaires : Père bien portant, robuste, mort de fluxion de poitrine. — Mère vivante et bien portante. Grands parents morts très âgés. Cinq frères et trois sœurs vivants et bien portants. Par conséquent pas de tare héréditaire.

Antécédents personnels : Dans l'enfance, rougeole, adénites cervicales et impétigo du cuir chevelu. Réglée à 15 ans, elle a toujours une menstruation régulière et sans douleurs.

Est allée à l'âge de 17 ans à Paris qu'elle habite depuis cette époque.

Mariée à 21 ans, elle a eu trois enfants à terme, deux vivants et bien portants, le troisième mort de la cholérine.

Le mari est bien portant.

Le début de la maladie actuelle remonte à la fin de l'année 1894. Perte des forces et de l'appétit, toux de plus en plus forte, gêne respiratoire et douleurs thoraciques. Au mois de janvier 1895 a consulté pour la première fois un médecin qui a diagnostiqué une tuberculose pulmonaire commençante. S'est soignée par les lavements créosotés qui ont été suivis d'une grande amélioration ; la toux et la dypsnée ont notablement diminué, l'appétit a reparu. Ces lavements ont été pris régulièrement pendant deux mois jusqu'au mois de mai, époque où la malade est venue à Laissac, son pays d'origine, où elle a suspendu toute médication.

Elle est venue à Aubrac le 28 juillet par le mauvais temps, s'est trouvée plus fatiguée les premiers jours.

C'est à Aubrac que nous voyons la malade pour la première fois, logée dans une chambre d'hôtel étroite et située au nord. Elle est alitée et se plaint d'un point de côté gauche.

A l'examen de la poitrine, nous trouvons de la matité et des râles sous-crépitants dans le tiers supérieur du poumon droit. Matité et râles humides sur les régions antérieures et axillaires ainsi que dans les fosses sus et sous-épineuses du poumon gauche. Pas de fièvre. Toux assez forte et fréquente. Expectoration assez forte le matin.

L'examen microscopique démontre la présence de nombreux bacilles de Koch. La malade entre au Sanatorium le 3 août et est soumise au traitement par l'air, le gaïacol et les vésicatoires. Amélioration rapide tant au point de vue fonctionnel que physique. Les râles sous-crépitants diminuent considérablement, la matité a fait place à la submatité, la toux diminue, l'expectoration devient presque nulle, la dypsnée est atténuée mais elle persiste encore assez accentuée. L'appétit devient excellent.

La malade quitte le Sanatorium le 5 septembre.

Examen : Submatité aux deux sommets, disparition des râles au sommet droit. Au sommet gauche, dans les premiers espaces intercostaux et dans les fosses sus et sous-épineuses, persistance des râles dans la région mamelonnaire.

L'examen bactériologique des crachats démontre encore la présence de nombreux bacilles.

Poids à la rentrée 112 livres, 115 au bout de 15 jours, 116, hier, 4 septembre.

Donc malade très améliorée en un mois de séjour.

Le docteur Séguret qui a vu et examiné la malade au départ pour Aubrac et à son retour à Laissac, a constaté un changement considérable dans l'état général et l'état local.

Observation n° 8. — M. Auguste V... âgé de 43 ans, cultivateur, demeurant à Carrières-sous-Poissy, Seine-&-Oise.

Tuberculose pulmonaire, 3me degré.

Antécédents héréditaires. — Père robuste, mort subitement à 64 ans. Mère vivante et bien portante, âgée de 68 ans. Un frère mort d'accident à 13 ans. Un frère et deux sœurs bien portants.

Antécédents personnels. Très bien portant jusqu'à l'âge de 38 ans. Marié à 22 ans, a perdu, il y a 5 ans, sa femme morte de tuberculose pulmonaire. Quatre mois après la mort de sa femme, il a ressenti les premières atteintes du mal dont il souffre actuellement, il a commencé à tousser, à cracher, a perdu ses forces, a eu des enrouements fréquents, et c'est lorsque la dypsnée est survenue qu'il a commencé à se soigner en septembre 1891.

A pris d'abord des potions calmantes qui sont restées sans effet contre la toux. A pris ensuite l'émulsion Scott et les gouttes Livonniennes, pendant 18 mois, sans interruption. N'a retiré de ce traitement qu'un bien faible résultat. La toux surtout a toujours été violente, quinteuse, l'expectoration, assez abondante, la dypsnée, intense. Est venu nous consulter à Paris au mois de mars 1894.

Nous avons constaté les lésions pulmonaires suivantes : Matité au tiers supérieur du poumon droit et râles sous-crépitants dans la même région. Foyer de râles crépitants dans la région mamelonnaire gauche. Rien au cœur.

Du mois de mars au mois d'août 1894, le malade a suivi le traitement par les injections hypodermique de gaïacol et d'eucalyptol. Très amélioré par ce traitement au bout de trois mois. Toux et expectoration beaucoup diminuées, dypsnée atténuée. Râles sous-crépitants presque abolis à droite.

Rechute en août à la suite d'un long voyage en chemin de fer. A cette époque, le malade a présenté deux foyers de congestion dans les régions mamelonnaires.

Traitement par les révulsifs et le repos. Reprise du traitement par les injections hypodermiques, en octobre 1894.

Cette seconde partie du traitement par le gaïacol et l'eucalyptol n'a pas été suivie d'aussi bons effets que la première.

Une attaque d'influenza a aggravé la situation pendant l'hiver rigoureux 94/95.

En mars 1895, l'examen de la poitrine nous révèle les lésions suivantes :

Matité complète à droite et en avant depuis la clavicule jusqu'au dessous du mamelon. Souffle caverneux et gargouillements dans les 2/3 internes des deux premiers espaces intercostaux. Matité dans les deux fosses sus et sous-épineuses et râles sous-crépitants. Foyers de râles sous-crépitants dans la région mamelonnaire.

A gauche et en arrière submatité dans les fosses et la gouttière ; râles sous-crépitants fins dans le tiers interne de la fosse sus-épineuse et la gouttière.

A gauche et en avant : souffle aigre et râles sous-crépitants dans la région mamelonnaire.

Signes fonctionnels très accentués. Toux violente, quinteuse, expectoration abondante, crachats nummulaires, dypsnée assez accentuée.

Mais le malade n'a jamais eu de fièvre, sauf au moment de l'attaque grippale.

En mars 1895, des troubles digestifs ont apparu pour la première fois, perte de l'appétit, langue sale et constipation opiniâtre, constipation telle que des fissures, au pourtour de l'anus, se sont produites et ont augmenté considérablement les souffrances du malade. Ses forces ont diminué rapidement et l'état général est devenu mauvais.

Nous avons alors institué le traitement par le liquide organique de Brown-Sequard, qui, au bout de 15 jours, a relevé très sensiblement les forces et l'appétit ; les quintes de toux ont diminué, l'expectoration est restée la même.

Le malade entre au Sanatorium le 2 août 95.

Signes fonctionnels : toux quinteuse, violente, suivie parfois de vomissements, expectoration abondante, jaune, épaisse et muco--purulente. Dypsnée vive (30 mouvements respiratoires à la minute). Pas de fièvre.

État local le même qu'en mars 1895. Râles sous-crépitants dans les fosses sus et sous-épineuses et la gouttière gauche. Anorexie et état suburral des voies digestives. Constipation opiniâtre. Le malade ne peut aller à la selle que par lavements et souffre pendant la défécation.

Traitement : cure d'air et injections hypodermiques de liquide organique de Brown-Sequard et de gaïacol alternées.

État du malade à la sortie, 1er octobre: toux bien

diminuée, le malade n'a plus que deux ou trois quintes de toux par nuit. Expectoration à peu près la même. Mais le symptôme qui a subi la plus grande modification, c'est la dypsnée. La respiration est devenue ample et facile (23 mouvements respiratoires à la minute).

État local au 1er octobre 1895.

Poumon droit : matité de la clavicule au mamelon; pas de souffle caverneux, quelques sous-crépitants et sibilances disséminés dans les trois premiers espaces intercostaux. Sous-crépitants moins nombreux et perceptibles seulement après la toux dans la région mamelonnaire. Même état dans les fosses sus et sous-épineuses.

Poumon gauche : respiration supplémentaire et skodisme dans les trois premiers espaces intercostaux. Disparition du souffle et des sous-crépitants, même après la toux, dans la région mamelonnaire. En arrière, disparition du souffle caverneux dans le tiers interne de la fosse sus-épineuse. Râles moins nombreux dans les fosses sus et sous-épineuses.

L'appétit a reparu dès les premiers jours et s'est maintenu pendant toute la durée du séjour au même niveau. La langue reste blanchâtre mais elle n'est pas étalée, noirâtre comme au début. La constipation est la même, moins de douleurs pendant la défécation.

Poids à la rentrée = 69 k.

Poids à la sortie = 70 k.

Le résultat de l'analyse bactériologique des crachats faite à l'entrée par M. Brénance et à la sortie par M. Lafont, expert-chimiste, est à peu près le même et ne montre pas une variation appréciable dans le nombre des bacilles de Koch.

Tout ce que nous pouvons relever dans l'observation de ce malade est une amélioration des signes cliniques tant au point de vue physique que fonctionnel.

Il nous écrit à l'occasion du premier jour de l'an 96 et nous déclare que son état de santé est satisfaisant.

Observation n° 9. — M. Auguste B... âgé de 23 ans, ancien garçon marchand de vins à Paris, demeurant à Nasbinals, Lozère.

Tuberculose 3me degré.

Antécédents héréditaires. Père très bien portant, marié deux fois. Le malade est un enfant du premier lit.

Mère morte, il y a 14 ans, très probablement d'une fluxion de poitrine. Trois frères ou sœurs bien portants.

Antécédents personnels. — Aurait marché assez tard mais ignore à quel âge précis. Bien portant jusqu'à l'âge de 10 ans, époque à laquelle il aurait fait une fluxion de poitrine qui dura trois mois, mais dont le malade s'est bien rétabli.

Il quitte son pays à l'âge de 16 ans en 1890 et va exercer à Paris la profession de garçon marchand de vin. En 1891, à Paris, il fait une seconde fluxion de poitrine qui dure un mois et demi. A ce moment, il est soigné à Lariboisière mais il quitte l'hôpital sans être complètement remis. Il reprend aussitôt son travail, mais à ce moment il toussait et crachait de temps à autre un peu de sang. En novembre 1892, il part pour le régiment (dragons); au bout de quatre mois de service, il contracte une violente bronchite, avec fièvre intense, violents maux de tête, épistaxis, courbature générale, hypéresthésie cutanée, douleurs articulaires, toux intense, expectoration épaisse et abondante : pas d'hémoptysies toutefois, mais constipation opiniâtre. Il entre à ce moment à l'hôpital de Vincennes où il passe un mois.

On le traite à ce moment par les pointes de feu, l'iodure de fer, l'huile de foie de morue et la créosote.

Il obtient un mois de convalescence et rentre ensuite au régiment où il fait son service pendant un mois environ. Mais l'état général du malade devenant tous les jours plus mauvais, la toux et l'expectoration persistant, le 26 août 1894, il est réformé pour accidents internes, mentionne le livret.

Rentré dans ses foyers, le malade se rétablit en partie, mais la toux persiste; il a des sueurs nocturnes avec fièvre vespérale et diminution de l'appétit. Durant l'hiver 1894/95, il contracte la grippe dont il se rétablit assez bien mais il conserve les accidents pulmonaires antérieurs.

Nous avons dit que le malade n'a craché le sang

qu'en 1892, lors de sa deuxième fluxion de poitrine.

Examen le 15 juin 1895.

Le malade présente un degré d'émaciation assez accusé, avec une taille de 1^{m} 69 il ne pèse que 60 k., il dit avoir perdu beaucoup de ses forces. Yeux cernés, doigts hippocratiques. Essoufflement très marqué à la suite du moindre effort. Toux quinteuse, fréquente, surtout accusée le matin au réveil. Expectoration abondante. Sueurs nocturnes. Pas de fièvre vespérale. Appétit relativement conservé; la voix est voilée.

Localement :

A gauche, en avant et en arrière, submatité dans toute l'étendue du poumon avec matité au niveau du sommet et de la fosse sous-épineuse. A l'auscultation, infiltration de tout le poumon avec râles crépitants surtout accusés au niveau de la fosse sous-épineuse.

Pas de gargouillements toutefois.

Frottements pleuraux assez accusés avec point de côté sur la ligne axillaire.

Respiration soufflante avec expiration rude et prolongée au sommet.

A droite :

La sonorité est à peu près normale, la respiration, assez pure, bien que l'expiration soit un peu rude et prolongée au sommet.

Rien au cœur.

Ganglion de Chassaignac à l'angle gauche du maxillaire inférieur.

Léger degré de pharyngite granuleuse. A ce moment, j'ordonne un traitement général et des badigeonnages de teinture d'iode.

Le 26 juin 1895, le malade entre au Sanatorium. L'état général est à peu près le même, l'état local s'est un peu amélioré ; il y a moins de râles au niveau de la fosse sous-épineuse gauche.

Le même jour, on injecte au malade un centimètre cube d'huile renfermant un mélange de gaïacol et d'eucalyptol et on augmente progressivement la dose de 2 millimètres cubes, de façon à atteindre 2 centimètres cubes le 2 juillet, dose qu'on n'a pas dépassée.

Tous les jours, bain statique de 5 minutes de durée, très bien supporté. Repos absolu.

8 juillet. — L'état général s'améliore, le malade prend des forces, des couleurs et de l'embonpoint et pèse actuellement 61 k.. Les sueurs nocturnes diminuent, pas de fièvre le soir ; sommeil bon ; toux, oppression un peu moins intenses.

Localement les signes stéthoscopiques sont les mêmes.

Application de pointes de feu.

17 juillet. — L'état général s'améliore toujours, le malade pèse 63 k. 500.

L'état local est à peu près le même. Nouvelle application de pointes de feu.

26 juillet. — Le malade quitte le sanatorium

pour aller aux Chaldettes. Depuis quelques jours il se nourrit moins bien, souffre un peu de l'estomac, présente un ballonnement au ventre. Il pèse à jeûn 62 k.

Son état général est cependant très amélioré, le teint est animé; lui-même reconnaît avoir retiré le plus grand bien du séjour au sanatorium, il n'est plus essoufflé, il tousse moins, ses forces ont considérablement augmenté, il ne tousse pas la nuit.

Localement, l'état ne s'est guère amélioré. Il présente toujours de la matité au niveau des fosses sus et sous-épineuses, de la gouttière scapulo-vertébrale gauche ; submatité sous la clavicule du même côté, percussion douloureuse au niveau de la gouttière scapulo-vertébrale gauche.

A droite, la sonorité est normale partout, sauf à l'extrêmité externe de la clavicule où on relève un peu de submatité.

A l'auscultation on perçoit des craquements dans toute l'étendue du poumon gauche, craquements perceptibles aux deux temps de la respiration, entremêlés de gros râles muqueux, mais on ne perçoit plus les râles crépitants, sous-crépitants et les frottements du début.

Sous la clavicule droite, la respiration est rude avec expiration prolongée.

Nouvelle application de pointes de feu.

(Observation prise par M. Clamouse).

Observation N° 10. — M. François C... âgé de

47 ans, négociant en vins, demeurant à Paris dans le quartier de Ménilmontant.

Tuberculose pulmonaire, 3me degré.

Observation prise par M. Clamouse, interne provisoire des hôpitaux de Paris.

Antécédents héréditaires. Mère morte en couches à 40 ans. Père mort à 72 ans d'une affection inconnue du malade. Un frère mort en bas âge. Une sœur morte de la variole, une autre, d'une maladie inconnue. Deux autres sont bien portantes.

Antécédents personnels. A toujours souffert du genou gauche pour lequel il fut proposé pour la réforme. Variole en bas âge, n'en garde aucun souvenir. Fièvre typhoïde à 24 ans, en Afrique, compliquée, dit le livret, de pneumonie droite, de rétention d'urine et d'aphonie complète durant deux jours.

Depuis cette époque (1872) bonne santé, a pesé jusqu'à 85 kilogrammes. Marchand de vin à Paris, avoue de nombreux excès de boissons, de surmenage, qui lui ont valu une perte complète de l'appétit.

Pendant l'hiver 1893/94, le malade, qui souffrait depuis quelque temps de violentes coliques et de constipation opiniâtre, est pris, à la suite d'un refroidissement, dit-il, de vomissements intenses et de fièvre ; la constipation persiste. En même temps au niveau de l'épigastre, tumeur élastique sonore, sans limites précises. Puis les douleurs se généralisent, les vomissements et la constipation persistent, les forces diminuent, le poids de 85 kilogrammes tombe à 50.

Ensuite les vomissements s'apaisent, la tumeur diminue, puis disparaît. Alors (février 1894), le malade se met à tousser.

Hémoptysie faible en mars 1894.

Hémoptysie plus abondante en septembre 1894, pendant un voyage dans le midi.

Troisième hémoptysie en mars 1895.

La voix devient rauque.

Depuis un an environ le malade tousse et crache abondamment.

Depuis 25 ans, le malade vient régulièrement à Aubrac et s'est toujours bien trouvé de la cure d'air. Actuellement il n'a plus de sueurs nocturnes depuis qu'il est à Aubrac, tandis qu'il en avait à St-Comes, sa résidence.

Examen le 6 juillet 1895.

État d'émaciation assez accusé. Les paupières supérieures sont un peu enflées, pas d'albumine, appétit faible. Essoufflement au moindre effort. Les forces sont peu considérables.

Pas de transpirations nocturnes actuellement.

Pas de fièvre hectique.

Toux et expectoration assez considérables.

Coliques assez violentes sur le trajet des côlons, sommeil assez bon, pas d'hippocratisme des doigts.

Localement :

A droite : matité dans toute l'étendue du poumon, bruit de pot fêlé sous la clavicule. A l'auscultation: infiltration de tout le poumon avec râles crépitants et sous-crépitants, craquements dans la fosse sous-épineuse et sous la clavicule.

A gauche : Submatité au sommet et à la base, au niveau de la ligne axillaire.

Respiration soufflante avec expiration rude et prolongée. Frottements pleuraux sur la ligne axillaire, à la base gauche.

Rien au cœur, bien que le malade accuse de la douleur prœcordiale.

Points douloureux entre les deux épaules au niveau des deux omoplates surtout à droite. Le pharynx est pâle et présente quelques granulations.

Traitement. — Injections sous-cutanées de gaïacol en débutant par un centimètre cube; le 20 juillet, on arrive à 2 centimètres cubes.

8 juillet : Bains statiques et pointes de feu, 17 juillet : râles un peu moins nombreux.

Etat général semblable.

Poids : 52 kilogrammes.

27 août : le malade a quitté l'établissement le 24 juillet au matin dans le même état au point de vue des signes fonctionnels et physiques. Il est allé aux eaux minérales de Cransac, a pris trois bains de vapeur et de l'eau minérale mélangée avec du lait. A retiré de ce traitement ces avantages : relèvement de l'appétit et des forces.

Cet avantage a été vite perdu à Paris où il est allé, 14 jours après Cransac.

A séjourné 10 jours à Paris et rentre à Aubrac.

Le malade est dans le même état que le 6 juillet— tousse et crache beaucoup — a cependant assez bon appétit.

Il a fait lui-même cette remarque que, dès qu'il arrive à Aubrac, les transpirations nocturnes cessent — il transpire à Paris, à Cransac, à Vic-sur-Cère, mais il ne transpire pas à Aubrac.

Poids : 59 K.

Le malade fait un nouveau séjour de 15 jours au Sanatorium; son poids a augmenté de I K. La toux et l'expectoration ont diminué. L'état local est resté à peu près le même.

L'appétit et les forces sont devenus meilleurs.

Remarque : amélioration légère après un mois de séjour interrompu par un voyage à Paris.

CONCLUSIONS

Les conclusions que l'on peut tirer de la lecture de ces observations sont favorables et nous les soumettons à l'appréciation de nos confrères.

Le climat d'Aubrac, loin d'être réfractaire et nuisible pour la phtisie pulmonaire, a donné des résultats toujours appréciables, souvent très satisfaisants à tous les degrés de cette maladie, pendant la saison d'été.

Sur 10 malades traités à Aubrac, 3 ont été guéris, 4 ont été très améliorés, 3 améliorés.

A l'époque où j'écris ces lignes, c'est-à-dire fin janvier 96, j'ai pu recueillir des renseignements sur tous et je n'ai relevé qu'une rechute. Il est vrai de dire que cette rechute a atteint une malade qui est passée sans transition aucune de l'altitude de 1400 mètres à celle de Paris, d'une atmosphère pure et raréfiée dans une atmosphère lourde et infectée. Des neuf autres malades, sept, d'après mes conseils, passent l'hiver à la campagne, dans des altitudes moyennes où ils continuent à vivre et à faire la cure d'air d'après les mêmes règles qu'ils ont suivies et apprises au Sanatorium et gardent intact le bénéfice de leur amélioration ou de leur guérison. Les deux autres ont réintégré la capitale après un séjour dans leur pays natal; le premier qui est le sujet de l'observation n° V et dont le poumon gauche, réduit à l'état de moignon par une pleurésie purulente, s'est entièrement reconstitué sous l'influence de la cure d'altitude, a complété sa guérison, grâce à une intervention chirurgicale qui a été reconnue nécessaire pour abolir une fistule entretenue par un cal vicieux des côtes consécutif à l'opération d'Estlander ; le second suit un traitement antiseptique (injections hypodermiques de gaïacol), à l'aide duquel il se maintient dans un état stationnaire.

Le traitement appliqué aux dix malades qui ont été admis au Sanatorium d'Aubrac, pendant la période estivale de l'année 1895, a été le suivant : six ont été soumis exclusivement à la cure d'air, quatre, à la cure d'air et aux injections hypodermiques de gaïacol pratiquées tous les jours. En associant ce dernier traitement au premier nous espérions que l'antisepsie des voies respiratoires, faite au moyen du gaïacol, contribuerait, dans une certaine mesure, à aider l'action particulière de l'air pur sur les plaies pulmonaires. Cette espérance n'a pas été réalisée. Les mêmes cas cliniques traités parallèlement, les uns par l'aération continue, les autres, par cette même aération et la médication antiseptique, ont donné la même somme d'effets thérapeutiques, c'est-à-dire des améliorations équivalentes. Ce fait d'observation, bien qu'il porte sur un petit nombre de cas, vient à l'appui de cette vérité bien reconnue en chirurgie et tout aussi bien admissible en médecine : *l'asepsie est l'idéal de la thérapeutique appliquée aux plaies chirurgicales et aux plaies de toute nature susceptibles de guérison et de cicatrisation ; lorsqu'elle existe dans toute sa plénitude, elle peut se passer des secours de l'antisepsie.* Or, l'aérothérapie recherchée et obtenue dans les conditions que nous avons posées au début de ce travail, n'est autre chose que l'asepsie des voies respiratoires et constitue par conséquent le traitement de choix de la phtisie.

Ici se place une objection qui se présente naturellement à l'esprit : Puisqu'il est démontré par la pratique journalière que les antiseptiques médicamenteux tels que créosote, gaïacol etc... ont une action manifeste contre la tuberculose pulmonaire, ces antiseptiques ne peuvent perdre leurs avantages et leurs droits dans n'importe quel milieu où le phtisique soit appelé à séjourner. C'était notre opinion lorsque nous avons entrepris l'essai fait à Aubrac, le même raisonnement qui nous a conduits à administrer à plusieurs de nos malades le gaïacol par la voie hypodermique et cependant l'expérience n'a pas répondu à notre attente. S'il nous est permis d'émettre un avis individuel sur ce point qui paraît en contradiction avec les préceptes de la médecine, nous opposerons à l'objection qui vient d'être formulée, les arguments suivants : L'action thérapeutique des médicaments antiseptiques s'exerce surtout et a été mise en évidence sur les phtisiques qui vivent au sein des grandes agglomérations humaines, dans un air plus ou moins altéré dont le rôle est non seulement nul mais encore néfaste. Dans un tel milieu, l'antisepsie seule est possible et trouve une indication absolue, elle donne son maximum d'effets et reste la seule arme, l'unique ressource dont le médecin puisse disposer. Dans un milieu aussi parfait que celui de la pleine mer ou des hauteurs terrestres, l'antisepsie médicale et artificielle, forcément intermittente, à laquelle on est tenté d'avoir recours, est complètement effacée par l'asepsie naturelle et physiologique que crée l'air ambiant et qui s'accomplit sans aucun effort et sans aucune interruption. L'action de la seconde devient si prépondérante que celle de la première passe inaperçue et compte à peine dans le bilan des résultats thérapeutiques.

L'air pur, voilà le plus solide rempart que nous puissions opposer aux envahissements du bacille de Koch, le meilleur moyen de défense que l'on puisse conseiller au phtisique contre le microbe qui mine sa constitution.

Sous son influence, nous avons vu les symptômes de l'infection générale de l'organisme, fièvre, sueurs nocturnes, vomissements, diarrhée, disparaître; les signes fonctionnels des lésions pulmonaires, toux, expectoration, s'amender dans des proportions considérables, l'état local lui-même, subir des modifications très appréciables.

En publiant les résultats que nous avons obtenus à Aubrac sur dix phtisiques dont la plupart avaient atteint la troisième phase de la maladie, nous sommes amenés à répéter et à redire cette vérité tant de fois dite et redite : l'air et toujours l'air doit être, avant tout autre chose, procuré au phtisique. L'air, c'est la vie pour tout le monde mais c'est la vie surtout pour le tuberculeux. Tout traitement nouveau dirigé contre la tuberculose, toute œuvre philanthropique, toute ligue, organisées pour combattre cette affection si commune et si redoutable, renfermeront une lacune énorme si l'aérothérapie n'est pas là, toute prête à seconder leurs efforts.

Le spécifique lui-même ou vaccin serait-il trouvé que l'air resterait encore comme un agent indispensable pour réparer les désastres accumulés dans l'organisme humain par le bacille pathogène.

« Fût-il jamais découvert l'agent capable d'anéantir l'action du bacille tuberculeux qu'il ne donnerait pas encore le moyen certain de guérir un phtisique. En effet, le microbe détruit ou du moins mis hors d'état de nuire, il restera encore à réparer les dégâts extérieurement commis dans l'organisme, qui, à eux seuls, peuvent entretenir la maladie et compromettre l'existence, toute influence bacillaire ayant cessé. La signature d'un traité de paix ne saurait suffire à effacer les traces d'une invasion et à ramener la prospérité dans un pays ruiné par la guerre.

Après l'anéantissement du microbe vient le pansement des blessures qu'il a faites, pansement variable selon leur gravité, leur siège, selon la condition physique, morale et sociale de l'individu qui les porte. Espérer atteindre un résultat aussi complexe à l'aide d'un seul moyen, c'est vouloir passer, d'un coup et sans effort, du néant à une perfection thérapeuthique qui se fera sans doute longtemps désirer. »

Ainsi parle dans un ouvrage récent, *Le phtisique et son traitement hygiénique*, le Docteur Léon Petit, médecin de l'hôpital d'Ormesson, secrétaire général de l'œuvre des enfants tuberculeux et, par ses titres, par sa parole éloquente, par ses écrits, phtisiothérapeute distingué et infatiguable, qui, un des premiers, a livré le bon combat contre la tuberculose et puissamment contribué au succès de l'œuvre qui donne asile, hygiène et santé à l'enfance malheureuse et victime elle aussi des méfaits du bacille de Koch.

La cure d'air aura toujours sa place d'honneur dans le traitement de la phtisie, quels que soient les progrès que la chimie et la bactériologie puissent apporter à la thérapeutique. Le vaccin spécifique, s'il émerge un jour des patientes recherches de l'école pastorienne, pourrait abolir une tuberculose existante déjà, mais il ne mettrait pas l'homme à l'abri des rechutes et, comme les mêmes causes produisent les mêmes effets, si l'homme continue à vivre dans les mêmes conditions anormales qui ont engendré la maladie première, il redeviendra de nouveau la proie de l'ennemi. La tuberculose est une maladie endémique dont le germe est répandu à profusion dans l'atmosphère des cités et des bourgades malsaines et ce n'est pas impunément qu'un individu contaminé une fois et mis en état de plus faible résistance, absorbera par une surface respiratoire bien endommagée quoique cicatrisée, les nuées de microbes pathogènes qui pullulent autour de lui. N'oublions pas que le phtisique guéri est un être fragile qui a besoin de tous les ménagements et qui est condamné à une surveillance rigoureuse et soutenue. La phtisie marque l'organisme d'une empreinte indélébile. Quiconque en a reçu les atteintes, qu'il soit pauvre ou riche, artisan ou homme d'études, doit se tenir désormais à l'écart des grandes villes et faire un retour vers la vie primitive de l'homme, tempérée par les perfectionnements légitimes de la civilisation, la vie au grand air, la vie calme et douce de la campagne.

Convaincu de la nécessité absolue de la cure d'air nous avons eu d'emblée recours aux grands moyens et transporté à une altitude de 1400 mètres sur le plateau d'Aubrac, dans le pays si pittoresque et si varié de l'Aveyron, dix malades dont la plupart se trouvaient dans un état de délabrement tel que les rares habitants de la localité, montagnards aux muscles d'acier, aux formes athlétiques, ont poussé des cris d'épouvante et d'ironie à la vue de tant de souffrances inconnues pour eux et ont déclaré que mes malades ne résisteraient pas à la vivacité de l'air et mourraient comme des mouches.

L'essai était audacieux, nous voulons bien en convenir, mais il n'a point trahi nos espérances et n'est que plus probant. Encore une fois, l'air pur des hauteurs, tant redouté, a affirmé sa valeur réelle dans le traitement de la phtisie, à toutes ses périodes.

Ses effets se sont produits sur nos malades dans l'ordre chronologique suivant. Les sueurs nocturnes d'abord ont disparu et cette disparition s'est effectuée chez tous infailliblement, aussitôt après leur arrivée au Sanatorium; nous citerons en particulier le malade de l'observation n° III qui, dès la première nuit passée à Aubrac, n'a plus eu de sueurs et celui de l'observation n° X qui, nous dit-il dans un langage très expressif, sue partout, sue à Paris, sue à Cansac, sue à St-Côme, son pays d'origine et n'a plus ses sueurs dès qu'il arrive à Aubrac.

Ce phénomène particulier et constant nous a frappés. Doit-il être attribué à un arrêt brusque de l'intoxication générale de l'organisme sous l'influence d'un air exempt de tout élément infectieux ou à une action tonique et immédiate de l'air pur et vivifiant que l'on respire à 1.400 mètres d'altitude ? Les deux hypothèses sont également admissibles. Dans tous les cas, le fait est assez curieux, bien qu'il soit limité à un petit nombre d'observations et mérite d'être mis en relief. Le relèvement de l'appétit a été le second changement qui s'est opéré chez nos malades, changement très important qui a permis une alimentation naturelle, suffisante et singulièrement facilite le succès de la cure. Une sédation manifeste de la toux est survenue assez rapidement. L'expectoration s'est modifiée peu à peu, elle est devenue moins abondante, moins épaisse, plus claire et plus aérée ; le malade de l'observation n° VI qui, atteint de dilatation des bronches compliquée de tuberculose, expectorait au début, près de trois litres d'un liquide glaireux tenant en suspension du pus et des détritus organiques, ne remplissait, à la fin, que la moitié d'un crachoir ; celui de l'observation n° III qui avait, à l'entrée, de gros crachats nummulaires, de la dimension d'une pièce de 2 fr., n'avait, à la sortie, c'est-à-dire après un mois de séjour, que de petits crachats arrondis, du volume d'un petit pois. La dypsnée a été diminuée très notablement en particulier chez la malade de l'observation n° II qui était en proie à un essoufflement tel qu'elle était incapable de faire le moindre effort et la moindre marche sans être obligée de reprendre haleine à tout instant ; après un mois d'altitude, cette malade a pu sortir, faire des courses sur un terrain accidenté sans être incommodée outre mesure. La fièvre, si l'on peut en juger par un seul exemple, celui de l'observation n° I, a cédé elle aussi, quoique plus lentement, sans quinine, sans antipyrine et autres antithermiques, par la vertu seule d'un air pur constamment renouvelé. L'augmentation du poids et des forces a été la règle chez tous les pensionnaires à la fin de la saison.

Les signes physiques eux-mêmes que l'exploration médicale nous révèle au moyen de la percussion et de l'auscultation, ont subi chez la plupart de nos malades des modifications importantes.

La sonorité a reparu, comme dans l'observation n° II, où nous voyons une matité absolue, complète, localisée au tiers supérieur du poumon droit depuis deux ans, disparaître enfin et ne laisser après elle qu'un peu de submatité; cette découverte presque inattendue de la percussion n'a pas échappé, dès qu'elle s'est manifestée, à l'ouïe très fine de la malade fort intelligente et très attentive à tous les détails de l'examen; ce côté sonne mieux, nous a-t-elle dit spontanément. Dans l'observation n° I, le souffle caverneux et les gargouillements sont abolis au sommet gauche où le seul signe anormal que l'on perçoit à l'auscultation, est une diminution considérable d'intensité du murmure vésiculaire. Dans l'observation n° III, les râles muqueux font place à des craquements secs. Nous pourrions ainsi multiplier les exemples si nous voulions analyser en détail chaque observation. Ces quelques faits sont assez caractéristiques pour démontrer que les plaies pulmonaires, celles mêmes qui sont en pleine voie de suppuration, sont susceptibles de modification et de cicatrisation, lorsqu'elles sont soumises à l'action suffisamment prolongée d'un air aussi aseptique que peut l'être l'air des hautes altitudes.

Quand aux bacilles de Koch, leur nombre a peu varié. Une seule analyse (obs. n° II) accuse une légère diminution. Ceci ne doit pas nous étonner, vu la brièveté du séjour de nos malades à Aubrac. Nous savons d'ailleurs que l'air n'est pas un spécifique du bacille pathogène, qu'il neutralise seulement son influence délétère, atténue sa virulence et s'oppose à son développement. Il ne peut l'atteindre que par voie indirecte, en lui enlevant tous les éléments de son existence c'est-à-dire en lui coupant les vivres et entraînant sa mort par inanition. Pour arriver à ce but, il faudrait laisser en contact permanent avec les foyers tuberculeux l'air pur et aseptique, non pendant des mois mais pendant des années.

Tels sont en résumé et dans toute leur intégrité les résultats obtenus à Aubrac sur dix malades pris au hasard et nullement choisis. Ces résultats sont positifs. Nous n'avons eu à déplorer aucun accident, hemoptysies, bronchites, congestions, excitation nerveuse et intolérance, nous n'avons même pas eu de situation stationnaire à enregistrer. Tous nos malades ont retiré de leur cure au moins une légère amélioration, quelques-uns une guérison, la plupart des améliorations très prononcées. Ces résultats auraient été plus complets et plus décisifs, si la cure d'air avait pu être prolongée plus longtemps. Néanmoins ils sont très encourageants et constituent un fait digne de remarque qui promet de fonder les plus grandes espérances sur le succès d'un Sanatorium construit à Aubrac conformément à toutes les lois de l'hygiène et aux exigences du confortable moderne. Un fait bien établi, bien prouvé, prime toutes les discussions préalables, toutes les critiques plus ou moins justes que l'on peut émettre a priori sur la valeur d'un climat donné, pour le traitement de la phtisie.

Nous n'aimons pas beaucoup toutes ces distinctions subtiles et interminables que l'on a posées au sujet des climats et qui créent un labyrinthe au milieu duquel le médecin a toutes les peines du monde à se reconnaître et à trouver la route qu'il doit suivre. « Les climats n'ont pas d'action spécifique et partout où l'on jouit d'un air pur, la tuberculose est curable, a dit Daremberg. »

Le choix que nous avons fait du climat d'Aubrac nous paraît justifié et l'expérience que nous avons inaugurée dans cette contrée du centre montagneux de la France, expérience dont nous avons supporté tous les frais et encouru tous les risques et périls, peut être poursuivie et étendue en tout sécurité, du moins pour la saison d'été.

Il appartient maintenant aux personnes charitables qui s'intéressent à toutes les nobles causes et disposent de ressources financières considérables de développer et d'agrandir l'œuvre nouvelle, l'œuvre humanitaire et patriotique dont nous avons posé les premières bases et qui a comme but l'établissement du premier Sanatorium de haute altitude qui existera en France pour les tuberculeux.

L'AUBRAC

DÉCRIT

Par M. l'Abbé DELTOUR

Au point culminant des Cévennes centrales, se détache de la chaîne principale un rameau qui lui-même forme une nouvelle chaîne de montagnes, dans la direction du Nord-Ouest, et qui porte divers noms, suivant les pays qu'il traverse. Une des lignes de cette chaîne, le mont de la Margeride, envoie elle-même un contrefort vers l'ouest, entre les sources du Lot et de la Truyère. Ce rameau qui s'aplatit en s'éloignant de la chaîne qui l'a fait naître, a son point le plus élevé à l'extrémité nord-est de l'ancien Rouer-

gue, sur les confins du Gévaudan, et s'appelle le plateau d'Aubrac.

Il mesure une longueur d'environ soixante kilomètres, sur une largeur de cinquante kilomètres, et s'étend dans les trois départements de l'Aveyron, du Cantal et de la Lozère. Cet immense plateau, en plusieurs endroits, atteint une altitude de 1,500 mètres. La monotonie en est rompue par de vastes et nombreuses ondulations de terrain. Mais il n'est coupé par nulle de ces gorges profondes qu'on rencontre souvent dans les montagnes ; aussi est-il d'un parcours relativement facile aux touristes et aux amateurs de la grande et belle nature.

La base du plateau d'Aubrac est un terrain schisteux et granitique, mais recouvert en grande partie d'une large croûte de matière volcanique. Il y a eu là, autrefois, comme en beaucoup d'autres points de notre massif central, des volcans depuis longtemps éteints, mais qui laissent distinguer la forme de leurs cratères. Il n'est pas rare de rencontrer des amas de basaltes affectant les formes monumentales, ici de pyramides, là de voûtes, là d'amphithéâtres. A la naissance de ce plateau, à deux kilomètres des limites du Cantal et de la Lozère, se trouve le village d'Au-

brac. On y accède à l'est par la route de Nasbinals qui le relie à la Lozère, au nord par la route de Laguiole qui le met en communication avec le Cantal, à l'ouest par la route d'Espalion qui l'unit avec Rodez, au midi par deux routes dont l'une débouche de Saint-Chély, son chef-lieu de canton ; l'autre, non encore terminée, le relie avec Prades et Saint-Geniez.

Nous ne comptons pas comme voie de communication une large voie romaine, qui joue un rôle important dans l'histoire de ce village, mais qui aujourd'hui n'est point praticable, bien qu'il soit facile d'en déterminer le tracé.

Le point de jonction de ces cinq routes est le centre d'une dépression de terrain. Là s'élève le village d'Aubrac, exposé de tous côtés aux rayons du soleil et abrité contre les vents du Nord par plusieurs sommets sensiblement plus élevés, qui forment une demi-ceinture autour du village. Nous étudierons plus tard en détail ces points culminants, en interrogeant les souvenirs que chacun nous rappelle.

Mais, avant d'ouvrir l'histoire d'Aubrac, invitons le touriste à gravir avec nous ces sommets élevés. Qu'il est grandiose le pano-

rama qui se déroule sous nos yeux!

Voici d'abord, au sud-est, la capitale du Rouergue, assise sur son pain de sucre. Vous distinguez clairement la cathédrale avec sa haute et superbe tour, la nouvelle caserne avec la belle promenade du foiral, le grand-séminaire et l'établissement de Camonil. Plus loin, dans la même direction, vous apercevez le village et les hauteurs de Moyrazès et plus loin encore la chapelle de Rieupeyroux. A droite, les coteaux de Marcillac vous offrent leurs jolis vignobles en amphithéâtre. Plus loin, au dernier plan de l'horizon, apparaissent distinctement les collines du Quercy.

Après avoir admiré ce spectacle, dirigez vos regards vers le nord. C'est le Plomb du Cantal dont la masse imposante frappe d'abord vos yeux; c'est l'Auvergne avec ses montagnes et ses pâturages; ce sont, plus près de vous, les montagnes de Laguiole et de Sainte-Geneviève.

Revenons vers l'est. Quelles sont, sous vos pieds, ces vertes et immenses prairies qui s'étendent à perte de vue? C'est le plateau d'Aubrac. De cet océan de verdure on ne voit émerger ni un arbre ni même un buisson. Çà et là quelques basses masures, quelques lignes capricieuses de palissades forment comme des points de repère et donnent une curieuse physionomie à ce paysage sans pareil. Le touriste se croit transporté dans l'Engadine de la Suisse. Ces immenses troupeaux de vaches, paissant en liberté, s'agitant dans tous les sens, renouvellent, aux yeux de l'homme qui réfléchit et compare, le spectacle de la vie pastorale des anciens patriarches. Quel magnifique tableau pour les peintres et les amateurs de panoramas grandioses !

Au delà de cet immense plateau; le terrain s'abaisse et la richesse disparaît. Vous apercevez les Landes stériles de la Lozère que de méchants versificateurs font rimer avec misère. *Ne nous y arrêtons pas et tournons nos regards vers le midi. Ici, tout près de nous, c'est la forêt d'Aubrac, du moins la partie principale de ce qui en reste. Au delà, ce sont les gorges du Lot, dont la ligne sert de limite à ce que vulgairement on appelle la* Montagne. *Le terrain se relève ensuite et vous apercevez la contrée si accidentée des bords du Tarn. A l'horizon, vous retrouvez les Cévennes qui inclinent vers le sud-ouest, contournant le département de l'Aveyron et formant sa limite méridionale.*

A vos pieds et tout près du village, le ter-

rain s'affaisse encore, une gorge s'y dessine, le ravin se resserre et se creuse à mesure qu'on s'éloigne, et, dans la profondeur de la forêt, au milieu d'énormes blocs de rochers, lancés par les volcans, on entend le bruit sourd d'un ruisseau qui, à la fonte des neiges, devient un véritable torrent. Là c'est la solitude, c'est le silence ; il est rare qu'un être humain s'y aventure. Parfois c'est un bûcheron dont la cognée trahit la présence dans le bois, ou un pêcheur qui tend une amorce aux truites du ruisseau; d'autres fois, un amateur de solitude et de tranquille nature qui va chercher là le plaisir d'être seul; et c'est tout.

Si nous remontons vers le nord, pour y jouir d'un autre spectacle, le tableau change encore. C'est à l'entrée du village, la magnifique avenue du côté d'Espalion, avec sa route tortueuse, avec son site particulièrement attrayant, avec son joli bosquet qui a été conservé et entretenu, pour l'agrément des touristes et des buveurs de petit lait. *C'est, sur le bord de la route, une verte prairie dont la pelouse, moelleuse comme un tendre duvet, invite les hôtes du village à tenir salon en plein air. C'est surtout un air vivifiant et pur qui, à la belle saison, tempère toujours les ardeurs du soleil et donne un regain de vie et de santé aux habitants des grandes villes, étiolés par un air vicié et mesuré avec trop de parcimonie.*

Est-il étonnant que ce lieu charmant soit devenu le rendez-vous de plus de deux mille personnes qui, de juin à septembre, viennent y faire une cure d'air, de petit lait et de far niente? *Il offre un attrait tout particulier, on peut le dire, aux aveyronnais fixés à Paris, où, à force d'honnêteté, de travail et d'économie, ils sont parvenus à réaliser une modeste aisance. Ils sont heureux de revoir les montagnes qui les ont vu naître, et de respirer un air que Paris leur refuse. Aussi apportent-ils à Aubrac ce laisser-aller et cette franche gaîté qui fait le fond du tempérament de nos montagnards et que le séjour de la capitale a été impuissant à leur faire oublier.*

Entrons maintenant dans le village.

Voici d'abord deux ou trois hôtels d'un genre moderne et où l'on trouve avec une table très confortable, l'accueil le plus cordial. A droite et en face d'un de ces hôtels, une maison remarquable qui sert de café. Sa porte, son pourtour et surtout la forme étroite de ses fenêtres indiquent une origine très ancienne. Sur la même ligne, voici un édifice d'un plan différent, mais évidemment de la même époque et ne ressemblant nullement aux autres maisons du village. Il est peu élevé et porte des traces d'art architectural dans les moulures des montants de sa porte, dans ses fenêtres étroites et à croisillons, et jusque dans la forme de leurs meneaux. Il sert de logement aux gardes forestiers. Sur son flanc s'aligne une vaste écurie de même style. Si vous ajoutez un système particulier de voûtes et d'escaliers, qu'on ne retrouve plus dans les constructions modernes, vous aurez un ensemble intéressant pour un amateur d'antiquités et une marque indubitable de l'origine très ancienne de cette partie du village.

En face de cet édifice remarquable, se dresse un monument d'un genre différent. C'est une grande tour carrée d'environ trente mètres de hauteur, éclairée seulement du côté du midi, par d'assez larges ouvertures et formant six étages. L'aspect de cette construction lourde et massive, inspire une certaine mélancolie et fait songer à une prison. Que de siècles, que de frimas, que de révolutions elle a bravés. La teinte de ses murs jaunis atteste les rudes assauts qui lui ont été livrés. Mais nullement entamée par tant de causes de destruction, la solidité de sa structure lui promet encore un long avenir.

On serait tenté de se demander quelle pouvait être la destination de cette masse énorme. Mais on s'aperçoit bien vite que ce n'était pas un édifice isolé et qu'il faisait partie d'un ensemble de constructions dont le plan général est facile à retrouver et dont il semblait être le couronnement. Voici en effet, à droite, une maison d'un caractère assez intéressant. Plus loin, sur le même plan, remarquez ces pans de murailles, cet arceau de porte cochère à demi écroulé. Toutes ces constructions se reliaient à d'autres maisons plus basses, mais rangées sur la même ligne. Entrez dans le gracieux jardin abrité sous les fenêtres de la tour, parcourez le pourtour du presbytère moderne, partout vous rencontrerez de vieux murs en ruines, des fragments de pierres finement ouvrées, des traces très visibles d'antiques édifices renversés. Tout démontre que là s'élevait un système de vastes constructions, peut-être un monastère.

Les inductions de l'archéologue se changent en certitude dès qu'il jette les yeux sur le monument qui forme, du côté de l'est, l'un des côtés du plan de ce vaste système.

C'est une église remarquable, flanquée de huit contre-forts et accusant le style byzantin de transition. Sa voûte, d'une élévation de quatorze mètres, est soutenue par des arceaux, reposant sur des impostes en forme de cul-de-lampe et est toute en pierre de taille parfaitement appareillée. Elle est en ogive tandis que le reste de l'édifice est du style roman, ce qui fait remonter sa construction à la fin du douzième siècle ou au commencement du treizième. Elle est donc un point de repère dans l'étude de l'histoire ; voilà pourquoi, après avoir fixé l'attention des archéologues, elle a été placée au nombre des monuments historiques.

A l'angle sud-ouest du chœur de l'église, se trouve le clocher. C'est une tour carrée dans le genre de celle que nous avons décrite plus haut, mais moins ancienne, bâtie en pierre de taille, de différentes nuances et sans symétrie. Sa partie inférieure présente trois ouvertures dont l'une communique avec l'église, une autre avec le presbytère et la troisième avec le jardin. Par un escalier très primitif, vous entrez dans une vaste chambre habitée par quelques personnes qui ont sacrifié toute espèce de confortable au plaisir de reposer à côté de l'église et du tabernacle.

Au-dessus de cette chambre, vous en trouvez une autre à peu près semblable mais inhabitée. A l'étage supérieur, sur une voûte massive, un beffroi branlant supporte une grande cloche dont la voix puissante se fait entendre à plusieurs lieues à la ronde.

On peut se demander, avec juste raison, que sont ces ruines, que signifie la grande tour, à quoi ont pu servir ces antiques édifices qui semblent des restes vénérables de constructions grandioses. On se demande surtout pourquoi une église si grande dans un si petit village, et pourquoi des richesses artistiques en un lieu perdu dans l'âpre montagne, loin de tout centre populeux et privé de tout le confort de la civilisation moderne? La réponse à toutes ces questions est évidente. Ce lieu a été jadis habité tout autrement qu'il ne l'est aujourd'hui ; il a été un centre d'action ; il a donné le mouvement et la vie à quelque chose, et puis le marteau de la destruction est passé par là. En un mot Aubrac doit avoir une histoire.

C'est cette histoire que nous nous proposons de raconter.

Imp. Salésienne. Directeur : J. Ronchail, 29, rue du Retrait.

www.ingramcontent.com/pod-product-compliance
Ingram Content Group UK Ltd.
Pitfield, Milton Keynes, MK11 3LW, UK
UKHW022102190726
13855UKWH00002B/584